W0109140

Eine alleinerziehende Mutter, die unter Panikattacken leidet. Ein Witwer, der sich auf eine neue Beziehung einlassen will. Eine junge Frau, die von ihrem Ehemann geschlagen wird. Respektvoll, einfühlsam und überraschend ehrlich erzählt der argentinische Psychoanalytiker Gabriel Rolón von seinen Patienten. Fünf Geschichten, die so vielfältig sind wie das Leben selbst, und doch so zentral und elementar, dass sie uns alle bewegen. Es geht um Familie, um die eigene Identität, um Verluste, um Scheitern, auch um Gewalt, um Schuld und Trauer, Veränderungen und Neuanfänge. Und natürlich um die Liebe.

GABRIEL ROLÓN, geboren 1961 in Buenos Aires, studierte Psychologie und avancierte in kürzester Zeit zum bekanntesten Analytiker Argentiniens. Seine Bücher »Auf der Couch« und »Trauer, Panik, Leidenschaft«, Erzählungen über wahre Fälle aus der Praxis, waren in Argentinien Bestseller.

Gabriel Rolón

Trauer
Panik
Leidenschaft

Geschichten aus
der Psychotherapie

*Aus dem Spanischen
von Peter Kultzen*

btb

Die Originalausgabe erschien 2009 unter dem Titel
»Palabras cruzadas« bei Editorial Planeta, Buenos Aires.

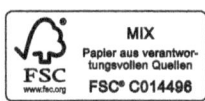

Verlagsgruppe Random House FSC® N001967

1. Auflage
Deutsche Erstveröffentlichung März 2016,
btb Verlag in der Verlagsgruppe Random House GmbH, München
Copyright © 2009 by Gabriel Rolón
Umschlaggestaltung: semper smile, München
Umschlagmotiv: © Fernando Bengoechea/Beateworks/Corbis
Satz: Uhl + Massopust, Aalen
Druck und Einband: GGP Media GmbH, Pößneck
LW · Herstellung: sc
Printed in Germany
ISBN 978-3-442-71349-3

www.btb-verlag.de
www.facebook.com/btbverlag
Besuchen Sie unseren LiteraturBlog www.transatlantik.de

Inhalt

Panikattacken – Normas Geschichte   7

Identität und Gewalt – Lucianas Geschichte   53

Familie, Verlust, Scheitern – Rodolfos Geschichte   109

Sexualität, Jugend, Trauer – Rocíos Geschichte   187

Vaterschaft, Beziehungen, Schuld –
Víctors Geschichte   219

Nachwort   249

Panikattacken

Normas Geschichte

Vor der ersten Begegnung mit einem neuen Patienten habe ich jedes Mal ein seltsames Gefühl, eine Mischung aus Neugier und Argwohn. So sehr ich auch dagegen ankämpfe, ich schaffe es nicht, meinen Kopf davon abzubringen, ein Bild der Person zu entwerfen, die ich erwarte. Doch es ist wenig ratsam, vorab ein Urteil – oder vielmehr ein Vorurteil – über jemanden zu fällen, der seinen Besuch in der Praxis angekündigt hat, denn dann kann ich ihn nicht in angemessener Weise empfangen. Stattdessen ist es viel wichtiger, den Kopf möglichst frei von Vorstellungen zu halten, erst recht wenn es noch gar keine Grundlage für irgendwelche Vorstellungen gibt. Schließlich kenne ich zu diesem Zeitpunkt bloß die Stimme meines Besuchers, abgesehen von den wenigen Eindrücken während des kurzen Telefongesprächs, in dem wir unseren ersten Termin vereinbart haben.

Aber obwohl eine solche Unterhaltung nur wenige Erkenntnisse liefert, sollte man diese deshalb nicht ignorieren: der Tonfall des anderen, die Worte, die er wählt, sein Sprechrhythmus, all das sind nicht zu unterschätzende Hinweise, Orientierungspunkte, die zum Verständnis des zukünftigen Patienten beitragen können.

Im Fall von Norma verwies alles, was ich unserem ersten telefonischen Kontakt entnehmen konnte, darauf, dass sie sich in einem Zustand tiefer Trauer befand. Sie sagte kaum ein Wort, sprach sehr langsam und stimmte der Verabredung irgendwann zu, als hätte sie ohnehin nicht darüber zu entscheiden, geschweige denn die Möglichkeit, den Vorschlag zurückzuweisen.

Und sie erschien nicht allein in meiner Praxis, was auch etwas heißen wollte. Ich hatte jedoch nicht vor, sie nach dem Grund zu fragen. Jetzt jedenfalls noch nicht.

»Kommen Sie rein, Norma. Setzen Sie sich. Freut mich, Sie kennenzulernen.«

»Danke. Ich bin ein bisschen nervös. Ich bin zum ersten Mal beim Psychologen.«

»Das kann ich verstehen. Aber machen Sie sich keine Sorgen, letztlich ist ein Gespräch mit einem Psychologen gar nichts so Besonderes.«

Es war, als wollte sie sich verteidigen, sie schien regelrecht Angst zu haben. Unter diesen Umständen ist es für den Analytiker empfehlenswert, aktiv an den Patienten heranzugehen, statt schweigend abzuwarten. Außerdem sehe ich es als mein Recht an, bei den vorbereitenden Gesprächen nach allem zu fragen, was mir nötig erscheint, um auf einer belastbaren Grundlage entscheiden zu können, ob ich einen Fall übernehmen möchte oder nicht. Vorausgesetzt natürlich, der Patient ist seinerseits bereit, mich als seinen Analytiker zu akzeptieren.

»Erzählen Sie doch mal: Warum haben Sie beschlossen, meine Praxis aufzusuchen?«

»Eigentlich kam der Vorschlag von meinem Chef.«

»Und wie kam der dazu?«

Sie dachte nach.

»Ehrlich gesagt, es war kein Vorschlag. Es war ein Befehl.«

Sie senkte den Kopf und blickte schweigend zu Boden. Es fiel ihr offensichtlich schwer zu sprechen. Vor allem am Anfang. Noch kannte sie mich ja nicht und wusste nicht, ob sie mir vertrauen konnte. Damit sie sich in dieser Lage nicht überfordert fühlte, bat ich sie geradezu, fortzufahren.

»Möchten Sie mir nicht sagen, woran Sie denken?«

»Es ist mir peinlich.«

»Was ist daran peinlich?«

»Das, was passiert ist.«

»Und was ist passiert?«

»Also …«, sagte sie stockend. »Eine Kollegin von mir hat es ihm gesagt.«

Ich musste immer wieder nachfragen, um ein klares Bild zu bekommen.

»Wem?«

»Meinem Chef.«

»Was hat sie ihm gesagt?«

»Dass sie gehört hat, dass ich auf der Toilette geweint habe.«

Schweigen.

»Stimmt das?«

Sie nickte.

»Bitte sprechen Sie weiter.«

»Das war vor ein paar Tagen. Er hat mich offenbar beobachtet und darauf gewartet, bis es so weit war.«

»Und irgendwann war es dann so weit?«

»Ja.«

»Wann?«

»Vor zwei Tagen.«

»Und was war da?«

»Ich…«, sagte sie wieder stockend, »ich war auf der Toilette, und er hat an die Tür geklopft.«

»Haben Sie da geweint?«

»Ja.«

»Und was ist dann passiert, Norma?«

»Als ich das Klopfen gehört habe, bin ich erschrocken. Und erst recht, als ich seine Stimme hörte. ›Geht es Ihnen gut, Norma?‹, hat er gefragt. ›Antworten Sie. Machen Sie die Tür auf, bitte.‹ Da war ich auf einmal völlig verzweifelt. Mein Herz hat immer schneller geschlagen, mir ist der Schweiß ausgebrochen, und ich musste mich hinsetzen. Ich habe gedacht, gleich werde ich ohnmächtig. Und ich habe mich schrecklich gefühlt…«

»Inwiefern?«

»Ich hatte das Gefühl… Ich habe geglaubt, gleich sterbe ich.«

Sie sah mich an.

»Wissen Sie, was ich meine?«

Herzrasen, plötzlicher Schweißausbruch, das Gefühl, dass der Blutdruck absackt, Todesangst – natürlich wusste ich, wovon sie sprach. Sie schilderte eine Panikattacke. Ich fing an, mir auszumalen, was alles auf mich zukommen würde, wenn ich den Fall übernähme. Dann schüttelte ich diesen Gedanken sogleich wieder ab: Wir würden hart arbeiten müssen. Am besten fingen wir also sofort damit an.

»Ich weiß, was Sie meinen, Norma.«

Als Norma die Analyse bei mir begann, war sie 46 Jahre alt. Zwei Jahre zuvor hatte sie sich von ihrem Mann Esteban scheiden lassen. Sie hatten einen Sohn, Facundo, der inzwischen 17 war.

Nach dem vierten Vorgespräch beschlossen wir, gemeinsam eine Analyse durchzuführen. Zunächst würden wir einander gegenübersitzen, entschied ich, da ich den Eindruck hatte, sie sei noch nicht dafür bereit, auf der Couch liegend über sich zu sprechen.

»Esteban war der einzige Mann in meinem Leben«, erzählte Norma in einer der ersten Sitzungen.

»Heißt das, Sie haben nie mit einem anderen Mann geschlafen oder sind überhaupt nie mit jemand anderem ausgegangen?«

Sie senkte den Kopf, das Thema war ihr offensichtlich unangenehm.

»Beides.«

»Erzählen Sie bitte, wie war das damals?«

Nach einer kurzen Pause fuhr sie fort:

»Wir waren Nachbarn. Wir wohnten nur eine Querstraße voneinander entfernt. Alle Kinder gingen zu der Zeit auf die Schule bei uns im Viertel, auf die staatliche Schule. Da wir gleich alt waren, wurden wir auch zusammen eingeschult, und bis zum Ende der Grundschule gingen wir dann in dieselbe Klasse.«

Zu der Zeit.

Norma war eine junge Frau. Trotzdem sprach sie über ihre Kindheit und Jugend, als wäre beides ewig lange her. Ich ging aber vorläufig nicht darauf ein. Sie hatte gerade erst angefangen, ein wenig ausführlicher von sich zu erzählen, und dabei wollte ich sie keinesfalls unterbrechen.

»Danach ging ich auf die Sekundarschule und er auf eine Handelsschule. Aber Sie wissen ja selbst, wie das damals war, oder?«

»Was genau meinen Sie damit?«

»Dass man sich weiterhin gesehen hat. Wir sind uns auf der Straße begegnet, beim Einkaufen, wenn es Tanzabende gab. Wissen Sie noch?«

Ich nickte.

»Sind Sie damals auch tanzen gegangen?«

Ich sah sie an und überlegte. Ich hätte nichts auf die Frage erwidern können. Meistens machte ich das so, aber sie wirkte entspannt, und ich hatte den Eindruck, dies sei eine gute Gelegenheit, um eine persönlichere Verbindung zwischen uns herzustellen. Sie würde sich mir dann näher fühlen.

»Ja, natürlich. Das war schön.«

»Ja, das war wirklich schön«, sagte sie begeistert.

Zum ersten Mal lächelte sie, und ihr sonst so bekümmerter Gesichtsausdruck verschwand.

»Möchten Sie darüber sprechen?«

»Gut. Obwohl man mir das heute nicht mehr ansieht, war ich als Mädchen sehr hübsch, viele Jungs wollten mit mir tanzen. Wirklich viele«, sagte sie noch einmal und lächelte sehnsüchtig.

»Und haben Sie mit ihnen getanzt?«

»Fast nie.«

»Warum?«

»Weil … Ich hatte bloß Augen für Esteban. Er war so …«

»So was?«

»Er sah so gut aus, und er war schon so erwachsen, ein richtiger Mann. Und er hatte einen so schönen Blick und eine ruhige Stimme. Er war einfach anders als die anderen.«

»Und Sie waren in ihn verliebt, wie ich sehe.«

Sie wurde rot.

»Merkt man mir das an?«

»Ja.«

»Ich glaube, damals hat man mir das auch angemerkt. Ich war immer schon leicht zu durchschauen.«

»Dann hat er auch gewusst, was Sie für ihn empfinden, nehme ich an?«

»Ja, natürlich. Aber damals war das alles ganz anders.«

»Anders als was?«

»Anders als heute.«

»Warum? Wie ist es denn heute?«

»Die Jugendlichen trauen sich heute viel mehr. Früher konnte ein Mädchen nicht einfach so einem Jungen den Hof machen.«

Ich lächelte.

Norma verstummte. Ihr Blick hatte sich schlagartig verändert. Irgendetwas stimmte nicht, das war klar. Auf einmal wirkte sie sehr ernst. Was sie plötzlich so verstört hatte, wusste ich nicht, aber ich musste es unbedingt herausfinden.

»Was ist, Norma? Ärgern Sie sich über etwas, das ich gesagt oder getan habe?«

Angespannt presste sie die Zähne aufeinander und holte tief Luft, als müsste sie sich zusammenreißen.

»Bitte, sagen Sie es mir.«

Ich beugte mich leicht vor, und sie lehnte sich instinktiv zurück. Als hätte sie Angst, ich würde mich gleich auf sie stürzen, über den kleinen Couchtisch hinweg, und ihr wehtun.

»Ich weiß wirklich nicht, was los ist«, fuhr ich fort, »können Sie mir sagen, was passiert ist?«

Sie sah mich an.

»Ich mag es nicht, wenn man über mich lacht. Auch wenn Ihnen das, was ich erzähle, dumm vorkommt – es ist nun mal meine Geschichte. Und es verletzt mich, dass Sie sich über meine Vergangenheit amüsieren.«

Wovon sprach die Frau? War sie verrückt geworden? Wann hatte ich mich über ihre Geschichte lustig gemacht? Sie hatte kein Recht, mich einfach so zu attackieren. Aber... Stopp! Was hieß hier, sie hatte kein Recht? Was sagte ich da?

Ich begriff, dass ich meinerseits, fast ohne es zu merken, sauer auf sie geworden und für kurze Zeit aus meiner Rolle gefallen war.

Zum Glück fielen mir gerade noch rechtzeitig die Worte meines eigenen alten Analytikers Gustavo ein:

»Vergessen Sie nie, dass Sie bei einer Sitzung nicht Sie selbst sind, Gabriel. Sie sind die Leinwand, auf die Ihre Patienten alle Ängste, Frustrationen und ihren ganzen Ärger projizieren. Ihr Gesprächszimmer ist für Ihre Patienten die Bühne, auf der sie alle möglichen Szenen aus der Vergangenheit noch einmal durchleben. Ihnen kann dabei die Rolle von jemandem zufallen, den Ihr Patient geliebt hat, Sie können für ihn aber auch eine verhasste Person darstellen. Dabei geht es jedoch nie um Sie selbst, so wichtig sind Sie nicht, glauben Sie das bloß nicht.«

Mit solchen Situationen richtig umzugehen, gehört zum Schwierigsten, was bei der analytischen Arbeit vorkommen kann. Auf einmal merkt man, dass man unversehens von Gefühlen ergriffen wird, die man keinesfalls nach außen dringen lassen darf. Ebenso wie sie das klare Denken des Analytikers nicht beeinträchtigen dürfen.

Ich atmete ein paarmal tief durch und richtete meine Aufmerksamkeit wieder auf das eigentlich Wichtige: meine Patientin.

»Norma, erlauben Sie mir zu sagen, dass hier ein Missverständnis vorliegt. Aus irgendeinem Grund glauben Sie, ich würde mich über Ihre Geschichte lustig machen, und das finden Sie natürlich respektlos. Aber Sie täuschen sich, ganz ehrlich.«

»Lügen Sie mich nicht an. Ich habe es doch gesehen.«

»Das stimmt nicht, Norma.«

»Wollen Sie behaupten, ich lüge?«

»Nein. Ich sage nicht, dass Sie lügen, ich sage bloß, dass Sie sich getäuscht haben. Ich weiß, Sie sind überzeugt, dass es so ist, wie Sie sagen. Aber lassen Sie mich es bitte erklären, ja?«

All das sagte ich mit sehr sanfter, ruhiger Stimme. Ich wollte keinesfalls aggressiv wirken, es sollte aber auch nicht so aussehen, als hätte ich ein schlechtes Gewissen, denn dann hätte sie sich erst recht bestätigt gefühlt. Ich bemühte mich also, einen möglichst neutralen, analytischen Tonfall anzuschlagen.

»Sehen Sie«, fuhr ich fort, »Sie haben gerade davon gesprochen, dass es ›zu Ihrer Zeit‹ anders war, dass ein Mädchen damals nicht von sich aus auf Jungen zugehen konnte, und ...« Auf einmal begriff ich: »Norma, haben Sie sich geärgert, weil ich gelächelt habe?«

»Ja.«

»Aber ich habe mich nicht über Ihre Geschichte amüsiert.«

»Und wieso haben Sie dann gelächelt?«

Ich musste wieder lächeln.

»So wie Sie sich vorhin ausgedrückt haben – das habe ich schon lange nicht mehr gehört. Sie haben gesagt, ein Mädchen habe einem Jungen damals nicht einfach so den Hof machen können. Da musste ich an meine eigene Jugend denken. Das haben wir damals auch gesagt: Jemandem den Hof machen, und nicht: Jemanden aufreißen, oder so.« Ich sah sie verschwörerisch an. »Das hatte ich wirklich schon ewig nicht mehr gehört. Unglaublich, finden Sie nicht?«

»Wie meinen Sie das?«

»Dass ein Wort so viele Erinnerungen heraufbeschwören kann.«

Das war der Augenblick, um ihr Vertrauen zurückzugewinnen.

»Also gut, entschuldigen Sie. Aber als Sie das erzählt haben, habe ich mich auf einmal selbst nach der Zeit zurückgesehnt – wir sind schließlich beide damals aufgewachsen.«

Ihr Blick wurde weicher, und sie wirkte wieder weniger angespannt.

»Stimmt«, sagte sie lächelnd.

Diese Sitzung war sehr wichtig für den weiteren Verlauf der Analyse. Von da an wurde Norma viel lockerer und fing an, auch über ihre tief sitzenden Ängste zu sprechen. Ja, seit damals vertraute sie mir fast schon ein bisschen zu sehr.

Ihre Abhängigkeit von meiner Meinung bekam geradezu etwas Krankhaftes, bei allem und jedem fragte sie mich um Rat, und wenn sie von ihren Ängsten befallen wurde, konnte nur ich sie beruhigen.

Für einen Analytiker ist das nicht unbedingt angenehm. Der Patient hat das Gefühl, ob es ihm gut geht und ob er sich sicher fühlen kann, hängt nur von seinem Behandler ab. Wenn die Beziehung so eng wird, heißt es, wachsam sein, denn jedes Wort des Analytikers bekommt dann ein ungeheures Gewicht. Aber so lagen die Dinge nun einmal in diesem Fall, und ich beschloss, es vorerst hinzunehmen. Wie gesagt, besonders angenehm war das nicht. Aber es ging schließlich nicht darum, dass ich mich wohlfühlte, meine Aufgabe war zu helfen.

Wir setzten die Analyse mehrere Monate lang fort. Manchmal schien alles ins Stocken zu geraten, dann ging es langsam wieder weiter, so gut es eben möglich war. Norma gab das Tempo vor. Ich musste sehr behutsam mit ihr umgehen, wenn ihr etwas auch nur ein klein wenig zu viel wurde, konnte das alle möglichen Ängste wachrufen.

An den Tag erinnere ich mich noch genau. Es war Mittwoch, und es regnete. Mitten in der Sitzung mit einem anderen Patienten klopfte es an der Sprechzimmertür. Ich wunderte mich. Adriana, meine Sekretärin, wusste genau, dass man mich nur in wirklich wichtigen Fällen unterbrechen darf. Dies war offenbar ein solcher Fall. Ich bat meinen Patienten um Entschuldigung und ging zur Tür.

»Was gibt's?«, fragte ich.

»Entschuldigen Sie die Unterbrechung, aber am Telefon ist eine Frau, die Sie sprechen möchte. Sie sagt, es ist dringend.«

Ich entschuldigte mich noch einmal und ging ins Empfangszimmer, um den Anruf entgegenzunehmen.

»Hallo.«

»Herr Rolón?«

»Ja.«

»Entschuldigen Sie die Störung. Ich heiße Verónica. Ich bin eine Arbeitskollegin von Norma Valverde.«

Mein Puls beschleunigte sich, und ich war schlagartig hellwach.

»Was ist passiert?«

»Sie hat mich gebeten, Sie anzurufen.«

»Und warum ruft sie nicht selbst an?«

Ich bemühte mich, ruhig und gelassen zu wirken.

»Norma hat sich auf der Toilette eingeschlossen. Sie sagt, sie geht nicht wieder raus. Und sie sagt, sie stirbt gleich. Sie hat mich gebeten, Sie anzurufen.«

Auf der Couch im Behandlungszimmer wartete mein Patient. Adriana blickte mich fragend an. Die Frau am Telefon klang sehr nervös, und ich sah die Situation vor mir: Norma, die sich im Büro auf der Toilette eingeschlossen hatte, wo sie weinend auf dem Boden lag. Der Geschäftsführer und die übrigen Kollegen, teils aufgeregt, teils bloß überrascht oder neugierig, auf der anderen Seite der Tür, darum bemüht, sie dazu zu bringen herauszukommen.

»Rufen Sie mich von einem Handy aus an?«, hörte ich mich sagen.

»Ja.«

»Könnten Sie den Apparat bitte an Norma weiterreichen?«

»Aber verstehen Sie nicht? Sie hat sich eingeschlossen.«

»Natürlich verstehe ich Sie. Ich bitte Sie bloß, zu ihr zu gehen und ihr zu sagen, dass ich am Telefon bin und mit ihr sprechen möchte.«

»Aber ich kann das Handy doch nicht an sie weitergeben, wenn sie die Tür nicht aufmacht.«

»Ich weiß«, sagte ich ein wenig gereizt, schließlich verstand sich das von selbst.

»Ach so, Sie glauben, in dem Fall wird sie aufmachen.«

»Keine Ahnung. Aber versuchen Sie es, bitte!«

Meine Stimme muss ziemlich autoritär geklungen haben, die Frau war jedenfalls offensichtlich überrascht. Sie sagte kein Wort mehr. Stattdessen hörte ich nun alle möglichen Geräusche und Stimmen, so als wäre sie mit dem Handy in der Hand unterwegs.

»Ich bin da«, sagte die Frau kurz darauf knapp. »Und was soll ich jetzt machen?«

»Sagen Sie Norma ganz ruhig, dass ich mit ihr sprechen möchte.«

Kurze Stille.

»Norma, mach auf, bitte …«

»Nein«, fiel ich der Frau durchs Telefon ins Wort, »bitten Sie sie nicht darum, dass sie aufmacht, sagen Sie ihr bloß, dass ich mit ihr sprechen möchte.«

»Aber …«

»Bitte, tun Sie, was ich sage.«

Die Frau wirkte irritiert, folgte aber meiner Aufforderung. Wenige Minuten später war Norma so weit, die Tür einen Spalt weit zu öffnen, damit man ihr das Handy durchreichen konnte. Sie nahm es entgegen und schloss die Tür wieder ab.

»Hallo Norma.«

Schweigen.

»Hören Sie mich? Ich bin's, Gabriel Rolón.«

Sie sagte immer noch nichts. Stattdessen hörte ich ihr verzweifeltes Schluchzen.

»Keine Sorge, alles wird gut. Haben Sie keine Angst.«

»Gabriel«, sagte sie schließlich weinend, »ich sterbe, ich weiß, gleich sterbe ich.«

»Nein, das stimmt nicht. Sie machen gerade einen äußerst schwierigen Moment durch, das ist mir klar. Aber Sie sterben jetzt nicht, das verspreche ich Ihnen.«

Sie weinte immer noch.

»Doch, ich weiß es.«

Ich musste sie auf andere Gedanken bringen, sie von der fixen Vorstellung abbringen, dass ihr Tod unmittelbar bevorstand.

»Norma, stehen Sie? Oder liegen Sie auf dem Boden?«

»…«

»Norma, antworten Sie bitte. Stehen oder liegen Sie?«

»Ich sitze auf dem Boden«, sagte sie schließlich stockend.

»Ist das Licht an?«

»Nein.«

»Also, dann hören Sie jetzt bitte gut zu. Ich möchte, dass Sie das Licht anschalten.«

»Nein, ich traue mich nicht, mich zu bewegen.«

»Keine Angst, Ihnen passiert nichts, glauben Sie mir. Schalten Sie jetzt einfach das Licht an.«

»Ich kann nicht.«

»Doch, das können Sie. Los.«

Wenige Sekunden später kam die Antwort:

»Fertig.«

»Haben Sie das Licht angemacht?«

»Ja.«

»Sehen Sie, das war gar nicht so schwer. Sagen Sie, welche Farbe haben eigentlich die Wände der Toilette?«

»Was?«

»Ich hab gefragt, ob Sie mir sagen können, welche Farbe die Toilettenwände haben.«

»Weiß ich nicht.«

»Sehen Sie doch mal hin.«

»Beige.«

»Und sind sie gekachelt?«

»Ja.«

»Sind die Kacheln glatt?«

»Nein.«

»Haben sie ein Muster?«

»Ich weiß nicht … das könnten Blätter sein, oder kleine Vögel.«

»Norma, ein Blatt und ein Vogel sind zwei ganz verschiedene Dinge.« Trotz meiner Anspannung tat ich, als fände ich diesen Teil unserer Unterhaltung geradezu amüsant. »Dass Sie vor Angst ganz schön durcheinander sind, ist mir klar, aber ich nehme an, Sie können trotzdem noch Blätter und Vögel auseinanderhalten, oder?«

»Na gut, ich gebe mir Mühe. Aber werden Sie nicht böse.«

»Nein, natürlich nicht. Sie sollen mir bloß sagen, wie die Kacheln aussehen.«

So ging es eine ganze Weile weiter. An die genauen Worte erinnere ich mich nicht mehr, wichtig war aber ohnehin nur, dass Norma sprach, egal worüber. Mehrere Minuten später sagte ich zu ihr, sie solle bitte aufstehen und sich das Gesicht waschen. Allmählich beruhigte sie sich und sagte irgendwann, dass sie mich gerne sehen wolle. Von mir aus gerne, erwiderte ich, aber nur in meiner Praxis und dafür müsse sie die Toilette verlassen. Sie stimmte zu. Ich bat sie noch, ihre Kollegin an den Apparat holen, bevor sie sich auf den Weg machte.

»Verónica, könnten Sie Norma zu mir in die Praxis begleiten?«

»Ja, einverstanden. Ich glaube, man sollte sie jetzt nicht allein lassen.«

»Genau. Außerdem würde ich mich gerne persönlich bei Ihnen bedanken und mich entschuldigen.«

Schweigen.

»Hallo?«

»Ja, ich höre Sie.«

»Als wir vorhin telefoniert haben, hätten Sie mich am liebsten beschimpft, oder?«

»Ehrlich gesagt, ja.« Ich merkte, dass sie lächelte.

»Gut. Dann begleiten Sie Norma bitte hierher, und dann können Sie das mit dem Beschimpfen gerne nachholen ...«

Hierauf traf ich eine wichtige Entscheidung: In Normas Fall würde ich mit einem Psychiater zusammenarbeiten. So etwas durfte Norma nicht noch einmal passieren, sie brauchte offensichtlich medikamentöse Unterstützung, die *ich* ihr nicht zukommen lassen konnte, denn als Psychologe darf ich selbst keine Arzneimittel verschreiben. Ich setzte mich also umgehend mit Doktor Carreiro in Verbindung, dem medizinischen Leiter meines Teams.

»Manuel, du musst dir unbedingt eine Patientin von mir ansehen.« Ich setzte ihm den Fall am Telefon auseinander, und wir einigten uns darauf, dass Norma sobald wie möglich zu ihm kommen solle. Manuel Carreiro war zudem nicht nur Psychiater, sondern hatte auch eine psychotherapeutische Ausbildung, weshalb er es gewohnt war, neben der rein medikamentösen Behandlung auch eine stärker gefühlsbetonte Beziehung zu seinen Patienten aufzubauen und diese ausführlich zu befragen und anzuhören. Aus all diesen Gründen kam ich mit ihm schnell zu einer Einigung. Nicht so einfach war es dagegen, Norma davon zu überzeugen, mit einem Psychiater zu sprechen.

Viele Patienten gehen bei dem bloßen Vorschlag, sich in die Praxis eines Psychiaters zu begeben, in Verteidigungsstellung. Sie fühlen sich dadurch als Verrückte abgestempelt und weigern sich, eine medikamentöse Behandlung in Betracht zu ziehen, weil sie sich nicht als krank ansehen.

»Norma, Sie werden nicht krank, weil Sie Medikamente nehmen – nicht die Medikamente machen Sie zur Kranken. Im Gegenteil, Medikamente können uns helfen, Ihre Krankheit besser in den Griff zu bekommen.«

Sie sah mich an.

»Es hilft nichts, Sie müssen es einfach akzeptieren: Sie sind krank, ob Sie nun Medikamente nehmen oder nicht. Und ich möchte, dass wir Ihre Probleme lösen können.«

»Glauben Sie wirklich, dass ich krank bin?«

Bei der Antwort musste ich vorsichtig sein. Für keinen Patienten ist es leicht hinzunehmen, dass er tatsächlich nicht gesund ist. Oft genug wird das Wort »krank« außerdem mit beleidigendem Unterton gebraucht. Ich musste mich also so behutsam wie möglich ausdrücken.

»Sie wissen, dass ich Psychoanalytiker bin, oder?«

»Ja.«

»Gut, und Psychoanalytiker kümmern sich um psychische Erkrankungen. Manche sind leichter, manche schwerer. Jetzt stellen Sie sich vor, Sie gehen zu einem Arzt. Vielleicht haben Sie Grippe, vielleicht bloß eine Erkältung, vielleicht auch Nierenschmerzen oder etwas noch viel Ernsteres. Auf jeden Fall sind Sie krank. Manche Ärzte werden sagen, Sie sollen sich ins Bett legen und sich ausruhen, andere werden Ihnen ein Antibiotikum verschreiben oder Sie für genauere Untersuchungen an einen Spezialisten überweisen. So ist es doch, nicht?«

»Ja.«

»Na gut, in Ihrem Fall ist es ähnlich: Manche Patienten sind einfach traurig oder voller Ärger oder deprimiert, andere dagegen, so wie Sie, können wegen ihrer Symptome ihren Alltag nicht mehr uneingeschränkt bewältigen. So geht es Ihnen doch, oder? Das, was Ihnen passiert, macht Ihnen das Leben ganz schön schwer, richtig?«

Sie nickte.

»Das, was Sie durchgemacht haben, muss ziemlich unangenehm gewesen sein, denke ich mir.«

Tiefes Schweigen.

»Es war schrecklich.«

»Erzählen Sie doch mal.«

»Die Tür aufzuschließen und aus der Toilette hinauszugehen – fast noch nie ist mir etwas so schwer gefallen. Ich habe gedacht, draußen stehen all die anderen und warten nur darauf, dass gleich ›die Verrückte‹ herauskommt. Ich habe zu Boden geblickt, ich wollte niemandem in die Augen sehen. Verónica hat meine Hand genommen, und ich habe den Arm um sie gelegt. So hat sie mich aus dem Büro geführt, bis zum Auto. Wissen Sie, was mich am meisten gewundert hat?«

»Nein.«

»Dass wir unterwegs niemandem begegnet sind, ganz anders als ich gedacht hatte.«

Ich sagte nichts. Das war eine gute Idee von Verónica gewesen: Sie hatte die anderen gebeten, in ihre Zimmer zurückzukehren, damit Norma in Ruhe das Büro verlassen konnte.

»Trotzdem, das mit den Medikamenten macht mir Angst.«

»Machen wir es doch so: Sie gehen zu Manuel in die Praxis, unterhalten sich mit ihm und hören sich an, was er zu sagen hat. Danach treffen wir uns wieder und sprechen weiter. Sie haben nichts zu verlieren. Im Gegenteil: Sie haben sich auf jeden Fall noch die Meinung von jemand anderem eingeholt. Keiner zwingt Sie, etwas zu tun, was Sie nicht möchten. Einverstanden?«

Wir sprachen noch eine Weile weiter, bis sie schließlich, wenn auch nicht gerade begeistert, zustimmte. Sie ging also in die Sprechstunde meines Kollegen Manuel, danach unterhielten wir uns wieder, und dann erklärte sie sich bereit, die vorgeschlagenen Medikamente einzunehmen. Bevor es losging, traf ich mich allerdings meinerseits noch einmal mit Manuel, um das weitere Vorgehen abzustimmen.

Am wichtigsten war es zu verhindern, dass es erneut zu

einem Zusammenbruch wie dem im Büro kam. Wenn Norma ständig von der Furcht besetzt war, sie könne im nächsten Augenblick sterben, würde die ganze Analysearbeit wenig bringen. Insofern mussten zunächst einmal ihre Angstvorstellungen eingedämmt werden. Manuel hatte zu diesem Zweck ein leichtes Anxiolytikum ausgewählt, das man sich einfach auf die Zunge träufeln konnte. Das hatte den Vorteil, dass Norma, falls sie Anzeichen verspürte, dass der gefürchtete Zustand sich wieder einstellen wollte, ein rasch wirksames Gegenmittel zur Verfügung stand. Manchmal ist es wichtig, dem Patienten etwas an die Hand zu geben, was ihn beruhigt und ihm das Gefühl vermittelt, seinen Ängsten nicht wehrlos ausgeliefert zu sein. Von da an galt es, die Wirkung sorgfältig zu beobachten, denn es war zwar durchaus möglich, dass Norma keine weiteren Medikamente benötigte, andererseits war nicht auszuschließen, dass die Behandlung durch ein Antidepressivum ergänzt werden musste. Und das erwies sich in Normas Fall schließlich auch als notwendig. Was wiederum eine intensivere Zusammenarbeit mit meinem Psychiaterkollegen erforderlich machte. Denn gerade in den ersten drei, vier Wochen zeigt sich, ob ein Mittel in der gewünschten Weise anschlägt oder die Medikation angepasst werden muss.

Bei unserem nächsten Treffen sprach ich mit Norma darüber. Ich erklärte ihr, dass die Wirkung des Medikaments sich im Lauf der nächsten Wochen bemerkbar machen würde und sie mir alle Veränderungen, ob zum Guten oder zum Schlechten, mitteilen müsse.

»Sie stehen aber in Kontakt mit Manuel, oder?«, fragte Norma immer wieder.

Das Gefühl, dass ich mich um sie kümmerte und weiterhin die Behandlung anleitete, war für sie sehr wichtig.

»Natürlich«, sagte ich.

Ich musste ihr aber noch etwas anderes sagen, schließlich stellten die nun eingeleiteten Maßnahmen einen ernsthaften Eingriff dar, und das musste ich ihr klarmachen.

»Was ist los?«, fragte Norma, »Sie sehen so ernst aus.«

»Ich bin ein ernster Mensch, Norma«, sagte ich scherzend, um die Situation zu entspannen.

»Na gut, aber dann sagen Sie bitte, worum es geht.«

»Ich wollte Sie etwas fragen. Was würden Sie davon halten, sich eine Zeit lang beurlauben zu lassen?«

Schweigen.

»Urlaub aus psychischen Gründen, meinen Sie, oder?«

»Wenn Sie so wollen.«

Sie wurde unruhig.

»Ich muss aber arbeiten.«

»Das sollen Sie ja auch. Ich wollte nur vorschlagen, dass Sie eine Art Auszeit nehmen, bis die Krise vorüber ist.«

Sie sah mich wortlos an. Ich sprach weiter:

»So etwas ist im Arbeitsrecht durchaus vorgesehen. Sie sind nicht die erste und auch nicht die letzte Angestellte, die eine schwierige Zeit durchmacht und deshalb eine Weile freinehmen muss. Das ist so wie wenn …«

»Ich weiß – als würde ich mir den Blinddarm rausnehmen lassen.«

»Genau.«

»Trotzdem ist es nicht dasselbe. Wenn man nach einer Blinddarmoperation wiederkommt, sehen die Leute einen nicht so an, wie wenn man freigenommen hat, weil man durchgedreht ist.«

»Norma, Sie sind nicht durchgedreht.«

»Aber Sie sagen doch, ich kann jetzt nicht arbeiten, oder?«

»Das habe ich nicht gesagt, ich habe gesagt, es wäre gut, wenn Sie eine Weile aussetzen würden. Dass Sie überhaupt nicht arbeiten dürfen, habe ich nicht gesagt, so schlimm ist es nicht.«

Wichtig war, dass sie die Entscheidung mittragen konnte und sich nicht nur darauf einließ, weil ich es so sagte.

»Wenn Sie lieber weiterarbeiten möchten, nur zu. Ich wollte Ihnen bloß sagen – da das meine Pflicht ist –, was meiner Ansicht nach für Sie im Moment am besten wäre. Aber die Entscheidung treffen Sie alleine.«

Als Analytiker beeinflusse ich eigentlich nicht so konkret das Leben meiner Patienten. Doch in diesem Fall war es notwendig. Norma schwieg und sagte auch bis zum Ende der Sitzung – wir hatten noch eine ganze Weile Zeit – kein Wort mehr, genau wie ich.

Schließlich willigte sie ein, sich aus Gesundheitsgründen eine Weile beurlauben zu lassen. Das bewirkte bei ihr eine wichtige Veränderung: Sie schien deutlich entspannter, ja geradezu zufrieden. In der folgenden Zeit unterhielten wir uns ausführlich über ihre Vergangenheit.

Sie erzählte, dass sie mit sechzehn Estebans Freundin geworden war. Angefangen hatte es bei der Geburtstagsparty einer gemeinsamen Freundin. Sie waren auf der Terrasse, und irgendwann wurde so eine langsame Nummer aufgelegt. Als schließlich das Stück *Muchacha, ojos de papel – Das Mädchen mit den Papieraugen* – von Luis Alberto Spinetta erklang, hatte Esteban sie zum Tanzen aufgefordert.

Dass sie sich darauf einließ, mit ihm zu tanzen, bedeutete, dass er ihr gefiel. Und das wollte sie auch gar nicht mehr abstreiten. Alle wussten längst Bescheid, auch sie beide selbst.

Sie fingen also an zu tanzen. Sie lehnte den Kopf an seine Schulter, und er begann, mit ihren Haaren zu spielen. Als er merkte, dass sie offensichtlich nichts dagegen hatte, streichelte er ihren Hals. Sie konnte es kaum fassen, schließlich hatte sie schon so lange genau hiervon geträumt.

»Bloß jetzt nicht aufhören«, sagte sie sich. Und er hörte auch nicht auf.

Er nahm ihren Kopf zwischen die Hände, sah sie an, als wollte er sie um Erlaubnis bitten, und dann küsste er sie lange und innig.

»So ein tiefes Gefühl habe ich, glaube ich, nie wieder erlebt«, sagte Norma rückblickend.

Seit dem Abend waren sie unzertrennlich. Ihre Eltern wunderten sich nicht, sie hatten angeblich schon immer gewusst, dass die beiden »füreinander bestimmt« waren, weswegen sie die Verbindung auch unterstützten.

Ein Jahr später hatte Norma mit Esteban ihre erste sexuelle Erfahrung.

»Wie war das?«

»Schön, aber seltsam.«

»Was war daran seltsam?«

»Mich vor ihm auszuziehen. Das Gefühl, dass er mich nackt sah.«

Es fiel ihr schwer, darüber zu sprechen. Sie musste ihre Scham überwinden.

»Und ihn so zu sehen…« Sie lachte. »Es war alles sehr seltsam.«

»Aber Sie haben es offenbar sehr intensiv erlebt und genossen.«

»Ja, so war es. Er hatte etwas von einem Heiligen… auch wenn er ein wenig ungeschickt war.«

»Heilige sind beim Sex vielleicht auch wirklich nicht gerade die Geschicktesten, oder? Außerdem war es für ihn auch das erste Mal, haben Sie gesagt.«

»Ja. Er wusste nicht… Er fand zuerst nicht… Na ja, Sie verstehen schon.«

Ich nickte.

Normas Sexualleben hatte jedenfalls auf die denkbar beste Weise angefangen: Zusammen mit jemandem, der sie liebte, der zärtlich war, ein Partner, auf den sie sich verlassen konnte und der ihre Leidenschaft teilte. So nahm die Beziehung mit Esteban ihren Lauf, und bald danach, als beide neunzehn Jahre alt waren, beschlossen sie zu heiraten.

»Warum so früh?«, fragte ich.

»Esteban fühlte sich zu Hause nicht wohl. Sein Vater war ein ziemlich rücksichtsloser und selbstherrlicher Mensch, und seine Mutter lag fast die ganze Zeit mit Depressionen im Bett. Esteban liebte seine Mutter über alles, aber trotzdem hielt er es zu Hause nicht mehr aus.«

»Und Sie?«

»Ich… Meine Eltern waren ziemlich alt, sie waren als Bürgerkriegsflüchtlinge aus Spanien hierhergekommen. Besonders viel gesprochen haben sie mit mir nie. Ich habe Ihnen ja schon erzählt, dass ich für sie ein spätes Geschenk war. Geschwister habe ich keine. Es war alles irgendwie ziemlich merkwürdig.«

»Was meinen Sie mit merkwürdig?«

»Dass ich mich immer wieder mal gefragt habe, ob sie mich nicht in Wirklichkeit adoptiert hatten.«

»Haben Sie sie denn danach gefragt?«

»Niemals.« Sie sah mich entsetzt an. »Ihr Psychologen glaubt, man kann über alles reden. Aber es gibt bestimmte

Themen, die sind zwischen Eltern und Kindern nur ganz schwer ansprechbar.«

»Dass es schwer ist, heißt nicht, dass es nicht geht.«

»Stimmt. Aber ich habe trotzdem nie mit ihnen darüber geredet.«

»Sie haben Ihre Zweifel also ihnen gegenüber nie angesprochen.«

»Nein. Ich habe mit ihnen aber sowieso kaum etwas geteilt, das war nicht das einzige Thema, worüber ich mit ihnen nicht reden konnte.«

»Und warum?«

»Wie gesagt, sie waren schon sehr alt und mit ihren Dingen beschäftigt. Mein Leben sollte ganz anders sein. Außerdem wollten wir …«

»Wer ist wir?«

»Esteban und ich, wir wollten … wir wollten die ganze Zeit zusammen sein, verstehen Sie?«

»Sie wollten also möglichst Ihre gesamte Zeit zusammen verbringen?«

»Nein.« Sie wurde rot. »Zusammen sein.«

»Ach so, Sie wollten die ganze Zeit vögeln, meinen Sie.«

Sie schlug die Hände vors Gesicht.

»Sagen Sie das nicht so …«

Wie auch immer man es bezeichnen will, die zwei jungen Leute wollten jedenfalls beide mithilfe des anderen dem elterlichen Heim entkommen und beschlossen deshalb, bestärkt durch die große erotische Anziehung, die sie aufeinander ausübten, zu heiraten. Oft genug geht so etwas nicht gut – besser ist es, man zieht von zu Hause aus, ohne dass es auf eine Flucht hinausläuft.

Schließlich wurde ihr Sohn Facundo geboren, und lange

Zeit waren die drei sehr glücklich. Aber wie lange genau? Das sollte Norma erst ein paar Sitzungen später erzählen.

Die Medikamente taten ihre Wirkung. Norma hatte weniger Ängste und war jetzt imstande, über ihre Vergangenheit zu sprechen, ohne sich vom Kummer überwältigen zu lassen. So konnten wir bei unserer Arbeit in immer tiefere Bereiche vordringen.

»Ich verstehe es einfach nicht.«

»Was verstehen Sie nicht?«

»Warum das mit Esteban und mir so gekommen ist. Es ging uns so gut zusammen, wir waren so glücklich. Ich lebte nur für ihn.«

»Und fand Esteban das gut?«

Sie sah mich an und senkte dann den Blick.

»Ich dachte, ja. Aber so war es wohl nicht. Sonst wäre es nicht so gekommen, wie es gekommen ist.«

»Was genau ist denn passiert?«

»Natalia.«

Norma traten Tränen in die Augen und eine Zeit lang konnte sie nicht weitersprechen. Schließlich fuhr sie fort:

»Eines Abends sagte Esteban, er wolle mit mir sprechen, und da hat er mir alles gestanden.«

Esteban erzählte, dass er seit zwei Jahren eine Beziehung mit einer anderen Frau hatte, die Natalia hieß und zehn Jahre jünger war. Um die Ehe zu retten, hatte Esteban versucht, gegen seine Gefühle für Natalia anzukämpfen, aber inzwischen war er dazu nicht mehr in der Lage. Das war eine Tatsache. Er war in Natalia verliebt und wollte sich von Norma trennen. Beschämt und so behutsam wie möglich bat er sie um Verzeihung und teilte ihr dann mit, dass er ausziehen werde.

»Über diese Entscheidung hat er mit mir davor nicht einmal gesprochen. Er ließ mir keine Chance, um unsere Beziehung zu kämpfen.«

Ich sah sie an und konnte mir vorstellen, wie schmerzhaft das für sie gewesen sein musste und immer noch war. Mittlerweile war sie aber imstande, die Sache mit größerem Abstand zu betrachten und zu analysieren. Ich brauchte nicht mehr ganz so vorsichtig und zurückhaltend zu sein wie zu Beginn.

»Norma, Esteban hatte nichts mehr mit Ihnen abzusprechen, weil er die Entscheidung, sich zu trennen, längst getroffen hatte. Und was das Kämpfen angeht, dazu braucht es nun einmal zwei, wie Sie wissen, wenn einer der beiden nicht mitzieht, wird nichts daraus. Und nach dem, was Sie erzählt haben, wollte Esteban nicht mehr kämpfen.«

Bei diesem Treffen weinte Norma viel, und in den folgenden Sitzungen beschäftigten wir uns ausführlich mit ihrer Verlusterfahrung. Wir gingen ihre Beziehung mit Esteban noch einmal genau durch. Norma hatte gesagt, »es ging uns so gut, und wir waren so glücklich.« Wie sich herausstellte, war dem nicht so.

Die Zeit und der Alltag hinterließen Spuren in ihrer Beziehung. Von der Frau und Geliebten wurde Norma immer mehr zur Gattin und Mutter. Sie glaubte, es reiche, wenn die Wohnung immer makellos sauber und aufgeräumt war und abends, bei Estebans Rückkehr von der Arbeit, das Kind, nach Erledigung seiner Hausaufgaben, frisch gebadet und bettfertig am Tisch saß, auf dem schon das Essen bereitstand. Aber das allein machte für Esteban noch kein glückliches Heim aus. Er wollte eine Frau, die ihn begehrte und ein eigenes Projekt verfolgte, für das sie auch etwas aufs Spiel zu setzen bereit war. In dieser Hinsicht hatte Norma die Jahre untätig verstreichen lassen. Als sie schließlich etwas dagegen unternehmen wollte, war es zu spät.

Die Trennung verlief weitgehend zivilisiert, und Norma überstand diese Zeit, ohne ganz und gar in der Krise zu versacken.

Ein Jahr später teilte Esteban mit, Natalia müsse aus beruflichen Gründen nach Spanien umziehen, und er habe beschlossen, sie dorthin zu begleiten. Das war ein weiterer schwerer Schlag für Norma, aber auch für ihren Sohn Facundo.

»Genau als er seinen Vater am meisten brauchte, verschwand er. Und ich musste an seine Stelle treten und versuchen, beide Rollen zu übernehmen.«

Auch daran arbeiteten wir viel. Norma begriff, dass sie vielleicht die beste Mutter der Welt sein konnte, den Vater dagegen hätte sie niemals ersetzen können. Das war für sie genauso ungesund wie für ihren Sohn. Dazu kam, dass Esteban zwar weit weg lebte, aber trotzdem keineswegs ein Vater war, der sich nicht kümmerte.

Norma arbeitete während der Analyse sehr gut, sie kam voran, und irgendwann war es so weit, dass der nächste Therapieschritt vollzogen werden musste, ein Schritt, der erneut Ängste und Kummer mit sich bringen sollte.

»Ich will nicht. Warum sollte ich das machen?«

»Weil ich glaube, dass es jetzt so weit ist.«

»Aber mir geht es gut so.«

»Kann sein, aber Sie können nicht Ihr ganzes Leben so weitermachen, finden Sie nicht?«

»Warum nicht?«

»Weil die Welt da draußen nicht verschwunden ist, und weil der Preis dafür, dass Sie sich gut fühlen, nicht sein darf, dass Sie sich isolieren.«

Schweigen.

»Ich weiß, dass Sie nicht mehr so große Angst haben wie früher und dass Sie sich besser fühlen. Finden Sie nicht, dass Sie sich eben deshalb wieder den Herausforderungen der Welt stellen sollten? Ihr Leben kann sich schließlich nicht auf Ihre Wohnung und meine Praxis beschränken.«

»Aber hier fühle ich mich sicher.«

»Das verstehe ich. Aber glauben Sie nicht auch, dass dieses Gefühl der Sicherheit aus Ihnen selbst kommen müsste und nicht davon abhängig sein sollte, dass Sie sich in diesem Raum befinden?«

Schweigen.

»Und wann soll ich wieder mit dem Arbeiten anfangen?«

»Lassen Sie uns das zusammen entscheiden.« Ich versuchte, sie mit einzubeziehen, sie sollte begreifen und spüren, dass dies ein Teil der Analyse war und nicht etwas, was ich erzwingen wollte.

»Ich weiß nicht. Geben Sie mir ein paar Sitzungen Zeit, ich muss mich an die Vorstellung erst gewöhnen.«

Mir entging nicht, wie sie sich ausdrückte: Sie maß die Zeit nicht in Wochen, sondern in Therapiesitzungen. Aber eben diese Art der Abhängigkeit galt es zu reduzieren – der Antrieb bei einer Analyse muss dem Wunsch nach Wissen entspringen, es sollten keine neuen Abhängigkeiten entstehen.

Zuletzt beschlossen wir, dass sie in drei Wochen wieder ins Büro gehen würde. An dem Tag machten wir früh am Morgen eine zusätzliche Sitzung. Sie sagte, sie müsse mich noch einmal sehen, bevor sie wieder ihren Kollegen gegenübertrat und an den Ort zurückkehrte, an dem die Krise so dramatisch zum Ausbruch gekommen war. Warum war das gerade dort geschehen? Das wusste ich immer noch nicht. Aber wie so oft bei einer Analyse ging es auch hier darum, genau zuzuhören und Geduld zu haben.

Die Rückkehr ins Büro fiel Norma nicht leicht. Die Angst und die Unsicherheit, ja die Scham darüber, dass sie sich »so danebenbenommen« hatte, machten es für sie nicht einfacher, erneut vor ihren Kollegen zu erscheinen. Trotzdem wagte sie es und schlug sich, so gut sie konnte.

»Einen halben Tag habe ich jetzt schon durchgehalten«, sagte sie scherzend, als sie mich während der Mittagspause anrief.

Und sie überstand nicht nur diesen ersten Vormittag, sondern die vollen drei Tage bis zu unserem nächsten Treffen.

»Es fällt mir ganz schön schwer«, sagte sie. »Manchmal glaube ich, ich schaffe es nicht, aber dann atme ich tief durch, spreche mit Verónica, und es geht vorbei. Ich bin unruhig, aber ich habe es trotzdem einigermaßen im Griff. Untergründig ist da natürlich diese Angst, die mich die ganze Zeit begleitet, aber ich lasse mich nicht unterkriegen. Ich habe mit Manuel gesprochen, und er hat gesagt, ich kann falls nötig die Dosis von dem Anxiolytikum erhöhen. Bis jetzt komme ich aber auch so zurecht. Gut, oder?«

Mit ihrer letzten Frage brachte sie mich erneut in eine schwierige Situation. Sie wollte meine Zustimmung hören, und ich wusste, dass sie das brauchte, andererseits musste ich verhindern, dass ich sozusagen zur alles entscheidenden Instanz für sie wurde.

»Was meinen Sie selbst?«

»Ja, das ist gut.«

»Das freut mich.«

Nach mehreren Wochen waren ihre Ängste zwar noch

nicht völlig verschwunden, dennoch ging Norma inzwischen wieder fast wie früher ihrer Arbeit nach. Ihr Chef und die Kollegen mochten sie sehr und ließen sie das auch immer spüren. Sie unterstützten sie, standen ihr falls nötig bei der Arbeit zur Seite und machten ihr die Wiedereingewöhnung so leicht wie möglich. Manchmal hilft aber alle Unterstützung der Welt nichts gegen die Attacken der Angst.

Ungefähr um drei Uhr nachmittags klingelte bei mir in der Praxis das Telefon. Ich machte gerade Pause und trank eine Tasse Kaffee. Ich nahm das Gespräch an.

»Hallo.«

Norma weinte so heftig, dass ich sie kaum verstehen konnte.

»Hallo ...«

»Helfen Sie mir, bitte ...«

Ich erkannte sie weniger an ihrer Stimme als an der Art, wie sie mich anflehte.

»Norma, was ist los?«

Sie weinte weiter.

»Hören Sie mich?«

»Ja.«

Ich hatte immer noch ihre flehende Stimme im Ohr: »Helfen Sie mir, bitte ...« Wieder sollte ich eine Rolle einnehmen, in der ein Analytiker sich äußerst unwohl fühlt. Aber ausweichen ging in diesem Augenblick nicht.

»Natürlich helfe ich Ihnen«, hörte ich mich sagen. »Aber dafür muss ich wissen, was mit Ihnen los ist.«

»Es ist schon wieder passiert, Gabriel, so wie beim ersten Mal.«

»Was ist wieder pasiert?«

Keine Antwort.

»Wissen Sie was, wir versuchen jetzt etwas. Mal sehen, was Sie dazu sagen: Legen Sie auf, und ich rufe Sie auf dem Handy an. Sie bitten jemanden, dass er Sie hierher begleitet, und unterwegs unterhalten wir uns. Einverstanden?«

»Ja.«

»Gut, dann legen Sie jetzt auf. Ich rufe Sie zurück.«

Kurzes Schweigen.

»Was ist los?«

»Sie rufen doch zurück, oder?«

»Natürlich.«

Norma legte auf, und ich rief sie sofort auf ihrem Handy an. Auf dem ganzen Weg bis zu mir unterhielten wir uns. Als sie in der Praxis ankam, sank sie in den Sessel. Ich gab ihr ein Glas Wasser. Sie nahm es und trank. Vom Weinen waren ihr Augen rot und ihr Gesicht ganz verquollen. Sie sah mich schuldbewusst an, als hätte sie etwas Schlimmes angestellt. Ich sagte nichts und ließ ihr so viel Zeit, wie sie für nötig hielt, bevor sie anfing zu erzählen, was passiert war. Hier in der Praxis, an dem Ort, wo wir an der Analyse arbeiteten, sollte sie sich sicher fühlen, und das sollte dafür sorgen, dass sie sich allmählich beruhigte. Ich wartete also. Und es dauerte nur ein paar Minuten.

»Entschuldigung«, sagte sie schließlich weinend, »ich bin einfach ein totaler Versager.«

»Sie brauchen sich für nichts zu entschuldigen. Sie haben mir nichts getan. Außerdem habe ich nicht den Eindruck, dass Sie ein Versager sind.«

»Ach so? Mir ist noch einmal genau das Gleiche passiert wie beim ersten Mal. Wieder hatte ich Herzrasen, und ich habe gezittert und geglaubt, ich sterbe gleich. Alles war wieder genauso wie damals.«

»Kann sein. Seine Gefühle im Griff zu haben ist schließlich

nicht einfach. Aber finden Sie nicht, dass Sie ungerecht zu sich selbst sind? Übertreiben Sie nicht ein bisschen?«

Diese Frage stellte ich, damit sie wieder etwas zur Vernunft kam. Ich wollte, dass sie sich nicht mehr so auf ihre Angst versteifte, und dafür war es nötig, dass sie gewissermaßen einen Schritt zurücktrat, indem sie nachzudenken begann.

»Die Frage verstehe ich nicht.«

»Damit meine ich, dass nicht alles zu können nicht heißt, dass man nichts kann.«

»Ich verstehe immer noch nicht.«

»Sehen Sie, wenn wir die zwei Vorfälle genau analysieren, erkennen Sie da keine wesentlichen Unterschiede zwischen beiden?«

»Inwiefern?«

Ich sagte eine Weile nichts. Sie sollte die Möglichkeit haben, sich weiter von ihrer Angst zu lösen.

»Also, sehen wir uns noch mal ganz genau an, was passiert ist. Zum Teil war es sicher so wie beim letzten Mal, vor allem was Ihre Gefühle dabei angeht.«

Sie nickte.

»Andererseits haben Sie sich trotz Ihrer Gefühle diesmal ganz anders verhalten, und das ist ein Fortschritt.«

Sie sah mich erstaunt und erwartungsvoll an. Ich sprach weiter:

»Beim ersten Mal waren Sie nicht mal imstande, mich anzurufen. Sie haben sich weinend auf der Toilette eingeschlossen, Ihre Freundin musste sich an mich wenden, und dann haben Sie immer noch sehr lange gebraucht, bis Sie es endlich geschafft haben, die Tür wieder aufzuschließen und herauszukommen. Wissen Sie noch? Das haben Sie diesmal viel besser hinbekommen, finden Sie nicht?«

»Trotzdem, es ist wieder passiert, und ich habe es nicht aufhalten können.«

»Stimmt. Aber es hat auch niemand gesagt, dass es so einfach sein würde. Und dennoch ist da ein Fortschritt, das sehen Sie auch, oder?«

»Ja. Ganz so ungeschickt habe ich mich wirklich nicht angestellt...«

Sie lächelte. Von da an war die Stimmung um einiges entspannter. Allmählich beruhigte sie sich. Während sie weitersprach, schweifte ich einen Augenblick mit den Gedanken ab: Immer wieder stellte ich mir die Frage, was den Anfall wohl ausgelöst hatte. Gab es da eine Beziehung zum ersten Mal? Und wenn ja, welche?

Eine Antwort hierauf konnte nur Norma geben, nicht ich. Dennoch spürte ich diese Unruhe, die einen erfasst, wenn man das Gefühl hat, sich einer wichtigen Erkenntnis zu nähern. Und dennoch, sagte ich mir, war dies nicht der Augenblick, um die Frage weiter zu vertiefen – Norma war noch zu sehr damit beschäftigt, sich von dem, was sie gerade durchgemacht hatte, zu erholen. Und der Analytiker darf sich nicht verleiten lassen, seinem Erkenntnishunger zuliebe ein höheres Tempo anzuschlagen, als dem Patienten guttut. Allerdings hatte auch Norma gespürt, dass sie einem wichtigen Punkt näher kam und wollte dem auf den Grund gehen.

Als Norma meine Praxis verlassen hatte, rief ich Manuel an. Wir sprachen über das, was vorgefallen war, und beschlossen, die Behandlung unverändert weiterzuführen. Schließlich machte Norma durchaus Fortschritte. Ihr Rückfall war für mich, anders als für sie, kein Grund zu übermäßiger Sorge. Solche Rückschläge gehören nun einmal dazu. Die bisherige Medikation sollte beibehalten werden, und wir würden ihr auch nicht nahelegen, sich erneut beurlauben zu lassen. Norma war, so schien es wenigstens mir, sehr wohl in der Lage, mit der neuen Situation fertigzuwerden. Sie würde sich anstrengen und neuerliche Ängste überwinden müssen. Doch dies war auch eine gute Gelegenheit für sie zu lernen, dass sie nicht nachgeben durfte und das bis jetzt Erreichte verteidigen musste.

Völlige Gewissheit gibt es bei einer Analyse nie. Jeder Mensch ist einzigartig, und jeder Fall etwas Besonderes. Dass meine Entscheidung richtig war, konnte ich nicht mit absoluter Sicherheit sagen. So gesehen ähnelt die Arbeit des Analytikers der des Chirurgen: Beide versuchen das Risiko so gering wie möglich zu halten, und beide müssen stets äußerst wachsam sein. Wer glaubt, einen Fall vollständig unter Kontrolle haben zu können, zahlt manchmal einen hohen Preis für diesen Irrtum. Das war mir bewusst, und ich hatte keineswegs vor, das auch nur für eine Sekunde zu vergessen. Erst recht nicht jetzt, wo sich der Augenblick näherte, in dem wir uns auf unbekanntes und düsteres Gebiet würden vorwagen müssen.

»Norma«, sagte ich bei der nächsten Sitzung, »ich möchte über das sprechen, was neulich bei Ihnen im Büro passiert ist.«

»Muss das sein? Mir geht es inzwischen ein bisschen besser, und ich würde jetzt lieber nicht an die Sache denken.«

Das war zu erwarten – keiner, der Ähnliches durchgemacht hat, verspürt große Lust, diese Erfahrung freiwillig zu wiederholen. Aber anders kommt man nicht an die Wahrheit, die sich dahinter verbirgt.

»Ja, Norma, es muss sein.«

Sie seufzte.

»Also gut. Wie gesagt: Ich hatte Herzrasen, ich schwitzte und ...«

»Nein«, fiel ich ihr ins Wort. »Darüber möchte ich nicht sprechen.«

Sie sah mich überrascht an.

»Sondern?«

»Gehen wir ein bisschen weiter zurück. Erzählen Sie doch mal, wie der Tag bis dahin verlaufen war.«

Sie lächelte verwirrt.

»Wenn Sie meinen ... Da muss ich erst überlegen.« Sie dachte ungefähr eine Minute lang nach. »Es war ein ganz normaler Tag, alles war wie sonst. Ich bin um sieben aufgestanden und unter die Dusche gegangen. Als ich aus dem Bad kam, war Facundo schon zur Schule aufgebrochen. Ich habe gefrühstückt, Zeitung gelesen und ...« Sie unterbrach sich selbst: »Entschuldigen Sie, Gabriel, hat das irgendeinen Sinn?«

Darauf wusste ich keine Antwort.

»Ist es Ihnen unangenehm, darüber zu sprechen?«

»Nein. Ich weiß bloß nicht, ob ich meine Analysezeit damit vertun soll, dass ich Ihnen davon erzähle, was ich beim Frühstück gemacht habe.«

Ich lächelte.

»Na gut, Sie kennen sich da ja besser aus. Also, ich zog mich an, machte mich zurecht und ging zur Arbeit.«

»So weit war alles ganz normal.«

»Genau, das habe ich ja gesagt.«

»Und als Sie im Büro angekommen sind?«

»Auch. Von der Katastrophe, die mir bevorstand, habe ich nichts gemerkt.«

»Wann haben Sie denn gespürt, dass etwas nicht in Ordnung ist?«

Sie überlegte.

»Ich war gerade mit Verónica in Ricardos Büro – Ricardo ist ein Kollege. Wir haben Kaffee getrunken und uns unterhalten, über nichts Besonderes. Plötzlich habe ich eine Art elektrisches Kribbeln im Rückgrat gespürt.« Sie verstummte. Der bloße Gedanke an diesen Moment machte ihr offensichtlich Angst. Sie sprach weiter: »Ich kenne dieses Gefühl. Es ist schrecklich. Auf einmal bekam ich keine Luft mehr, und alles verschwamm mir vor den Augen. Ich wollte auf die Toilette gehen und mir das Gesicht waschen, aber dann fiel mir ein, wie es bei dem Mal davor gewesen war, und ich bekam Angst, dass es wieder so werden könnte. Ich bekam Panik bei der Vorstellung, erneut dort allein im Dunkeln auf dem Boden zu liegen. Es war, als würde sich hinter der Toilettentür ein Grab auftun. Ich fürchtete mich davor, dort hineinzugehen, ich hatte das Gefühl, in dem Fall würde ich nie wieder herauskommen. Ich weiß, das klingt lächerlich, aber ich schwöre Ihnen, so war es.«

»Ich glaube Ihnen.«

Sie atmete tief ein und versuchte, ihre Erregung in den Griff zu bekommen und nachzudenken. »Dann fing ich an zu zittern. Meine Kollegen waren total erschrocken. Sie haben gefragt, was los ist, aber ich konnte bloß immer wieder dasselbe sagen.«

»Was denn?«

»Ich sterbe«, sagte Norma und fing an zu weinen. Gleich darauf sprach sie weiter: »Dann bin ich auf die Knie gefallen. Ich habe den Schreibtisch angesehen und das Telefon darauf entdeckt. Und dann habe ich Sie angerufen, fast ohne es zu merken. Den Rest kennen Sie ja.«

Durch die Erinnerung an dieses Erlebnis war sie verängstigt und aufgewühlt. Aber sie hatte sich trotzdem im Griff. Wir konnten weitermachen.

»Norma, woran haben Sie als Letztes gedacht, bevor die Angstattacke anfing?«

Sie sah mich überrascht an. Sie überlegte eine Weile und schüttelte den Kopf.

»Das ergibt keinen Sinn.«

»Was denn?«

»Es ist weniger ein Gedanke als ein Bild.«

»Was für ein Bild?«

»In dem Bilderrahmen auf Ricardos Schreibtisch.«

»Und was ist darauf zu sehen?«

»Ricardos Sohn Franco.«

»Können Sie das Bild beschreiben?«

»Es zeigt bloß ein schlafendes Baby in der Wiege.«

»Erinnert Sie das Bild an etwas?«

»Nein.«

»Sagen Sie das Erste, was Ihnen jetzt durch den Kopf geht.«

Schweigen.

»Nichts. Tut mir leid.«

Die Verdrängung hatte dafür gesorgt, dass Norma nichts Greifbares dazu einfiel. Heute würden wir kaum mehr weiterkommen. Trotzdem hatten wir ein paar erste Anhaltspunkte: Einen Bilderrahmen und das Foto von einem Baby, das in einer Wiege liegt. Viel war das nicht. Aber dennoch das Ende des Fadens, mit dessen Hilfe sich das Knäuel womöglich auseinanderwickeln ließ.

Auch bei der nächsten Sitzung arbeiteten wir an Normas letzter Panikattacke. Wieder fragte ich, was unmittelbar vor deren Beginn geschehen war.

»Ich weiß es nicht. Ich kann mich nicht an alles erinnern«, sagte sie unwillig.

»Ich sage nicht, dass Sie sich erinnern sollen. Sie sollen bloß sagen, was Ihnen dazu einfällt, aber ohne dass Sie sich besonders bemühen müssen, sich zu erinnern.«

Norma ließ einige Sekunden verstreichen, bevor sie antwortete:

»Ich wollte gerade in die Mittagspause. Da fragte mein Chef, ob ich bei einem Blumengeschäft vorbeigehen und auf seinen Namen einen Strauß Rosen bestellen könne. Ich sagte, ja. Er gab mir Geld und eine Karte, die zu dem Strauß hinzugefügt werden sollte, und bedankte sich. Das war alles. Ich bin noch einmal in mein Zimmer zurückgegangen, um meine Handtasche zu holen, und da ist mir auf einmal schlecht geworden, warum, weiß ich nicht. Den Rest kennen Sie, die Symptome brauche ich Ihnen nicht noch einmal aufzuzählen.«

Sie verstummte.

»Für wen waren die Blumen?«

»Für seine Frau.«

»Und was stand auf der Karte?«

Die Frage überraschte sie. Sie überlegte, kniff plötzlich die Augen zusammen und senkte den Kopf. Sie schien sehr bewegt.

»Was stand da, Norma?«

»Entschuldigen Sie … Ich weiß nicht warum, aber auf einmal habe ich jetzt wieder Angst bekommen.«

Sie holte Luft und sprach weiter:

»Es war bloß eine kurze Mitteilung an seine Frau.«

»Wissen Sie noch, wie sie lautete?«

Sie nickte.

»Auf der Karte stand: Für die vier Jahre …« Sie stockte. »… Liebe und Glück.«

Norma verbarg das Gesicht in den Händen und fing an zu schluchzen. Ich ließ ihr ein paar Sekunden Zeit – aber dann musste ich unbedingt die nächste Frage stellen:

»Woran denken Sie?«

Sie schüttelte den Kopf. »Ich weiß nicht«, stammelte sie weinend.

Ich dachte nach. Und plötzlich wurde mir etwas klar.

»Norma, wie lange ist Esteban jetzt schon mit Natalia zusammen?«

Sie antwortete nicht. Im Zimmer war bloß ihr trostloses Schluchzen zu hören. Sie brauchte nicht zu antworten, wir wussten beide Bescheid. Jetzt ließ ich ihr lange Zeit, das stand ihr zu.

»Warum, Gabriel… warum?«, sagte sie schließlich.

Darauf hatte ich keine Antwort. Sie versuchte, tief durchzuatmen, um sich wieder zu fangen, aber es gelang ihr nicht. Immer wieder überwältigten sie die Tränen. Sie saß zitternd da, die Hände vor dem Gesicht. Ich rührte mich nicht, damit sie den Schmerz ungestört zulassen konnte.

Norma war von dem Mann ihres Lebens, dem Vater ihres Sohnes, betrogen und verlassen worden. Vier Jahre war es jetzt her, dass er sich für eine andere Frau entschieden hatte, die jünger und in ihrem Beruf sehr erfolgreich war. Im Vergleich zu ihr kam Norma sich wie eine Versagerin vor. »Ich habe versagt«, hatte sie vor einiger Zeit erklärt, aber bis jetzt hatte ich nicht begriffen, worauf sie sich damit bezog.

Das war für sie eine sehr harte Sitzung, aber ich durfte sie nicht abbrechen. Etwas fehlte noch.

Ich wartete, bis sie sich einigermaßen gefasst hatte, und gab ihr dann ein paar Papiertaschentücher. Sie wischte sich die Tränen aus dem Gesicht und seufzte.

»Norma«, sagte ich so behutsam wie möglich, »ich würde gerne noch einmal zu dem Moment in Ricardos Büro zurückkehren.«

Sie sah mich verzweifelt an, als verstünde sie nicht, warum ich weiter in ihrer Wunde bohrte. »Ich weiß nicht, was Sie wissen wollen.«

»Was auch immer Sie mir sagen möchten.«

»Ich bin ganz durcheinander, ich kann gar nicht richtig denken.«

»Ich weiß. Aber erzählen Sie mir trotzdem, was damals noch passiert ist.«

»Ich habe doch schon alles erzählt.«

»Erzählen Sie es noch einmal.«

Kurzes Schweigen.

»Wir waren in Ricardos Büro und haben Kaffee getrunken, und auf einmal habe ich Angst bekommen, einfach so. Mehr kann ich Ihnen dazu wirklich nicht sagen. Außerdem bin ich völlig erschöpft.«

Das war mir bewusst, doch ich musste unbedingt weitermachen.

»Erzählen Sie mir etwas über den Bilderrahmen.«

»Er enthielt ein Foto von Ricardos Sohn.«

Bei diesem Wort versagte ihr erneut die Stimme. Der Junge hatte offensichtlich eine besondere Bedeutung für sie, aber welche?

»Mussten Sie bei dem Bild von dem Baby an Facundo denken?«

»Nein«, antwortete sie entschieden.

Das war offensichtlich. Und so einfach konnte es auch nicht sein. Es musste etwas weiter Zurückliegendes dahinter stecken, vielleicht aus ihrer Kindheit. Aber welche Bedeutung hatten dann die Worte ›Ricardos Sohn‹ für sie? Auf einmal kam mir eine Idee.

»Norma, wie heißt noch mal Ricardos Sohn?«

»Franco, warum?«

Ich wartete einen Augenblick.

»Wann haben Sie diesen Namen zum ersten Mal in Ihrem Leben gehört?«, fragte ich schließlich.

Sie sah mich verständnislos an. Dann verlor sich ihr Blick im Raum oder vielmehr in der Zeit.

»Das ist lange her. Ich war noch ein kleines Mädchen.«

»Bei welcher Gelegenheit war das?«

Sie holte tief Luft.

»Mein Vater hat den Namen öfters erwähnt. Ich habe Ihnen ja erzählt, dass er Spanien und seine Familie wegen des Bürgerkriegs verlassen musste. Manchmal blieb er nachts lange auf, weil er nicht einschlafen konnte. Dann saß er da und hing mit starrem Blick seinen Erinnerungen nach. Und bei solchen Gelegenheiten sprach er über Franco.«

»Woran denken Sie, wenn Sie diesen Namen hören?«

Sie seufzte, und eine Träne lief ihr über die Wange.

»An den Schmerz und an den Tod und …« Sie verstummte.

»Woran noch?«

»An Spanien.«

»Warum an Spanien?«

Wieder versagte ihr fast die Stimme.

»Esteban hat neulich vorgeschlagen, Facundo könne doch mal für ein paar Wochen zu ihm nach Spanien kommen.«

»Und was haben Sie dazu gesagt?«

»Ja, natürlich. Facu hat ein Recht darauf, seinen Vater zu sehen, und er ist begeistert von der Idee.«

»Und Sie?«

Sie sah mich an, und wieder traten ihr Tränen in die Augen.

»Ich ... ich will nicht eogistisch sein ... aber ... ich habe Angst.«

Sie verstummte.

Ich konnte mir vorstellen, was sich in diesem Augenblick in ihrem Kopf abspielte. Die Geschichte überforderte sie. Sie hatte Angst, endgültig allein zu bleiben, sie fürchtete, dass ihrem Sohn unterwegs etwas passieren könnte, dass sie ihn vielleicht nie wiedersehen würde. Ihr Vater hatte diese Reise seinerzeit schließlich in umgekehrter Richtung unternommen und seine Familie danach nie wiedergetroffen. Seit wann wusste sie das mit der Reise wohl schon? Ich war mir jedenfalls sicher, dass die letzte Panikattacke damit zu tun hatte. Es schien mir aber nicht ratsam, das Thema noch in dieser Sitzung zu vertiefen.

Weshalb auch ich jetzt erst einmal schwieg. Es war ohnehin schon mehr als genug: Esteban, Natalia, der Verlust ihres Mannes, die vier Jahre, die seitdem vergangen waren, der Schmerz, Spanien, Facundos bevorstehende Abreise und das Gefühl, sterben zu müssen. Ich sah sie an. Sie wirkte niedergeschlagen und bedrückt. Aber sie hatte Großes geleistet. Ihr Blick verriet, dass sie traurig war und litt, doch er enthielt nichts von dem Schrecken, den man empfindet, wenn man im eigenen Schmerz keinerlei Sinn entdecken kann.

Diese Sitzung ist jetzt zwei Jahre her. Facundo ist mehrmals zu seinem Vater nach Spanien gefahren, und Norma hat sich ihren damit zusammenhängenden Ängsten sehr aufrecht gestellt. Das Antidepressivum hat sie Manuels Anweisungen folgend nach und nach abgesetzt. Inzwischen nimmt sie bloß noch gelegentlich das Anxiolytikum. Die Trauer über den Verlust Estebans haben wir intensiv bearbeitet, und sie ist seitdem ein paarmal mit jemandem ausgegangen, auf eine feste Beziehung hat sie sich aber nicht wieder eingelassen. Für sie gibt es immer noch bloß einen Mann. Einmal in der Woche kommt sie in meine Praxis. Bis heute hat sie keine Panikattacke mehr gehabt.

Identität und Gewalt

Lucianas Geschichte

Niedergeschlagen und mit schleppenden Schritten betrat Luciana mein Behandlungszimmer. Als ich ihr einen Stuhl anbot, ließ sie sich darauf nieder, als befolge sie einen Befehl. Sie war jung, etwa 27 Jahre alt, und hatte per E-Mail Kontakt zu mir aufgenommen, mit einer kurzen, klaren, verzweifelten Nachricht.

»Erzählen Sie bitte – warum sind Sie hier?«, sagte ich.

Ohne aufzublicken, antwortete sie:

»Weil ich traurig bin.«

Dann verstummte sie.

»Haben Sie eine Ahnung, was der Grund für diese Traurigkeit sein könnte?«

»Ja…«

»Und zwar?«, versuchte ich, sie zum Sprechen zu bewegen.

Schweigen.

»Möchten Sie es mir sagen?«

Sie nickte. »Keiner liebt mich.«

Erneutes Schweigen.

»Warum sagen Sie, dass keiner Sie liebt?«

»Weil es so ist.«

Ich merkte, dass ihre Bedrückung beim Sprechen zunahm.

»Und ich weiß auch, warum«, fügte sie hinzu.

»Ja? Dann erzählen Sie, bitte. Warum *glauben* Sie, dass keiner Sie liebt?«

Ich betonte das Wort glauben, um von Anfang an deutlich zu machen, dass ihre Überzeugung nicht automatisch der Wirklichkeit entsprach. Es kommt schließlich oft genug vor, dass Patienten bei mir erscheinen, die ein festes Bild von sich selbst haben – von den Gründen, warum es gerade ihnen so geht, wie es ihnen geht –, auch wenn dieses Bild sich vielleicht gar nicht so eindeutig bestimmen lässt. Damit eröffnen sie mir einen Zugang zu ihrem Inneren. Und ich nehme dieses Angebot an. Dabei achte ich natürlich darauf, den Unterschied zwischen ihrer Überzeugung und dem, was ich wahrnehme, nie aus den Augen zu verlieren, um sie in ihrem Selbstbild nicht noch zu bestätigen.

Luciana hob den Kopf und sah mich an. Ihr traten Tränen in die Augen. Sie wollte sprechen, brachte aber kein Wort hervor. Dann wurde sie von Weinkrämpfen geschüttelt. Sie bedeckte ihr Gesicht mit den Händen. Im Zimmer war nur ihr Weinen zu hören. Es war jedoch kein trauriges Weinen, es war ein verzweifeltes Weinen, ein Weinen voller Kummer und Angst, und eine so geballte Ladung Kummer und Angst ist, wie Lacan sagt, die einzige Gefühlsregung, die einen nicht täuschen kann.

Ich sagte nichts und ließ sie weinen. Irgendwann fuhr sie sich mit dem Handrücken über die Augen. Die Ärmel ihrer Bluse wurden von den Tränen ganz feucht. Erneut wollte sie anfangen zu sprechen, aber es gelang ihr nicht. Vergeblich kniff sie die Augen zu, um die Tränen zurückzuhalten. Mit der Zunge fing sie eine Träne auf, die ihr über den Mundwinkel lief. Dann seufzte sie mehrmals, holte tief Luft und kam schließlich ein wenig zur Ruhe.

»Was ist, Luciana?«

»Was ist? Ich bin ein schlechter Mensch, niemand liebt

mich, weil ich ein schlechter Mensch bin«, sagte sie und fing wieder an zu schluchzen.

»Warum sagen Sie das?«

»Weil es so ist«, antwortete sie stammelnd. »Weil ich ein schlechter Mensch bin. Sie sehen ja, wie es mir geht, das kommt davon, dass ich so ein schlechter Mensch bin.«

Ich erwiderte nichts. Sie senkte den Kopf, schluchzte erneut laut auf, öffnete tief beschämt einen Knopf ihrer Bluse, schob den Stoff ein Stückchen zur Seite und ließ mich einen riesigen blauen Fleck auf ihrem Brustansatz sehen. Ich erschrak – ganz offensichtlich war sie misshandelt worden.

»Luciana«, sagte ich betroffen. »Jemand hat Sie geschlagen.«

»Ja«, sagte sie weinend. »Weil ich ein schlechter Mensch bin. Und ich will das nicht sein. Bitte«, sie sah mich flehend an, »helfen Sie mir, dass ich nicht mehr so sein muss. Ich will nicht mehr so sein, wie ich bin.«

Dass ein Patient gleich bei der ersten Begegnung so viel Kummer und Angst offenbart und so eindringlich um Hilfe bittet, kommt nicht oft vor. Luciana bildete sich ein, Strafe verdient zu haben, weil sie ein schlechter Mensch sei, und ich sollte ihr helfen, ein anderer Mensch zu werden. Darum bat sie mich aus tiefster Seele. Ihr Wunsch war ganz und gar ehrlich gemeint, und ihre Worte und Tränen der Ausdruck einer unantastbaren Wahrheit. Sie wollte sich aber nicht nur verändern, sie wollte, dass ein völlig anderer Mensch an ihre Stelle trat, sie ersetzte. Das war eindeutig. Doch wer war sie in Wirklichkeit?

Das wusste ich noch nicht, und wie wir später feststellen sollten, wusste auch Luciana das zu diesem Zeitpunkt nicht.

Nach unserem zweiten Treffen beschloss ich, Luciana als Patientin anzunehmen. So schnell entscheide ich mich fast nie. Meistens warte ich damit bis zum vierten oder fünften Treffen. Aber mein Gefühl sagte mir, dass Luciana einen Ort brauchte, an dem sie sich angenommen fühlte und an dem sie an ihrem Schmerz arbeiten konnte. Und ich wollte ihr diesen Ort zur Verfügung stellen.

Obwohl ich theoretisch weiß, wie eine Analyse abläuft und wie wichtig die Möglichkeit, sich auszusprechen, für den Patienten dabei ist, erstaunt es mich doch immer wieder, wie schnell sich viele Menschen besser fühlen, kaum dass die Behandlung begonnen hat. Obwohl wir auf die wichtigen Dinge noch gar eingegangen sind, obwohl die Arbeit gerade erst begonnen hat und die grundlegenden Dinge unberührt in weiter Ferne liegen, kommt es immer wieder vor, dass ein Patient zur zweiten oder dritten Sitzung erscheint und verkündet, es gehe ihm bereits viel besser. Was meiner Erfahrung nach ein gutes Zeichen für die bevorstehende Arbeit ist.

Luciana arbeitete in einem Architekturbüro und wohnte mit ihrem Freund Nacho zusammen. Sie hatte einen Bruder, Walter, dreißig Jahre alt, und eine Schwester, Viviana, zweiunddreißig Jahre alt. Vor acht Jahren war ihr Vater gestorben, und ihre Mutter vor einem halben Jahr.

»Meine Familie ist böse auf mich«, sagte Luciana bei einer Sitzung einige Zeit nach unserem ersten Treffen. Über die ihr zugefügte Gewalt hatte sie seither nicht mehr gesprochen.

»Warum?«

»Weil ich meine Mutter im Stich gelassen habe, als sie krank wurde.«

»Und warum haben Sie das getan?«

»Ich habe es gar nicht gemerkt.«

»Könnten Sie das ein bisschen genauer erklären? So verstehe ich es nicht.«

»Ich meine, ich habe nicht gemerkt, dass es schlecht war.«

»Was war denn schlecht, Luciana?«

»Dass ich zu meinem Freund gezogen bin. Für mich hieß das nicht, dass ich meine Mutter im Stich lasse.«

Wir schwiegen beide.

»Wenn ich richtig verstehe«, sagte ich, »heißt das, Sie sind von zu Hause ausgezogen, weil Sie mit ihrem Freund zusammenleben wollten. Richtig?«

»Ja.«

»Und Ihre Mutter war damals krank.«

»Ja.«

»Und Sie sind ausgezogen und haben Ihre Mutter nie mehr gesehen.«

Luciana sah mich erstaunt an.

»Wie bitte? Natürlich habe ich sie wiedergesehen.«

»Ab und zu, meinen Sie?«

»Nein, jeden Tag. Ich habe deshalb sogar große Schwierigkeiten mit meinem Freund bekommen.«

»Erzählen Sie mal.«

»Ich bin vor der Arbeit bei ihr vorbeigegangen, und nach der Arbeit auch. Ich habe für sie das Abendessen gekocht, ich habe ihr zu essen gegeben, und erst danach bin ich in Nachos Wohnung gegangen.«

Ich ging nicht darauf ein, dass sie »Nachos Wohnung« sagte, wenn sie von ihrem neuen Zuhause sprach. Zunächst wollte ich lieber an der Sache mit ihrer Mutter arbeiten. Auf das mit der Wohnung würden wir später zurückkommen.

»Und warum sagen Sie dann, Sie hätten Ihre Mutter im Stich gelassen?«

»Das haben mir meine Geschwister klargemacht.«

»Was haben Ihre Geschwister Ihnen klargemacht?«

»Dass ich ausgezogen bin, als meine Mutter krank war. Dass ich sie im Stich gelassen habe. Dass ich bei ihr hätte bleiben müssen, um sie zu versorgen.«

»Ah ja. Und wo leben Ihre Geschwister?«

Sie sah mich an, als hätte meine Frage etwas Ungehöriges.

»Walter lebt mit seiner Frau zusammen, und Viviana mit ihrem Mann und ihren zwei Kindern. Aber was hat das damit zu tun?«

»Haben Ihre Geschwister Ihre Mutter auch im Stich gelassen?«

»Nein. Sie haben ja beide ein eigenes Zuhause.«

Es war so weit. Wie erwartet, hatte es nicht lange gedauert:

»Natürlich, und Sie nicht. Sie haben kein eigenes Zuhause. Sie leben ›in Nachos Wohnung‹, oder?«

»Ja.«

Luciana bemerkte die Ironie meiner Frage nicht. Für sie war es derart normal, die Sache so zu sehen, dass ihr die Widersprüchlichkeit der Sichtweise ihrer Geschwister gar nicht auffiel, was natürlich auch für ihre eigene Sicht galt. Damit war sie leider keineswegs allein. Vielen Leuten sind Schuldgefühle geradezu anerzogen, sie sind so oft schlecht behandelt worden, dass sie das Gefühl haben, keinerlei Rechte, sondern bloß Pflichten zu besitzen. Und diesen Pflichten können sie, wie im Fall von Luciana, noch so sehr nachkommen, die anderen werden dennoch nie zufrieden sein. Ständig wird mehr von ihnen verlangt, und sie leiden unter dem Eindruck, es den anderen niemals recht machen zu können.

In einer solchen Situation muss der Analytiker zunächst darauf hinarbeiten, dass der oder die Betroffene selbst die

Richtigkeit seiner Aussagen in Zweifel zieht, und die Wirkung dieser Zweifel sorgfältig beobachten.

»Luciana, ich werde Ihnen jetzt ein paar Fragen stellen. Bitte achten Sie genau darauf, was ich sage, ich möchte nämlich, dass Ihnen wirklich klar ist, worüber wir uns unterhalten.«

Ich sage das, weil viele Leute, auch intelligente Menschen wie Luciana, nur zu oft nicht mehr folgerichtig denken können, sobald es um Dinge geht, zu denen sie sich bereits ein festes Urteil – ein Vorurteil – gebildet haben oder die durch die Meinung anderer bestimmt sind.

»Walter und Viviana sind beide Kinder Ihrer Mutter, so wie Sie, oder?«

»Ja, meiner Mutter schon.«

Die überraschende Antwort brachte mich für einen Augenblick aus dem Konzept. Sie eröffnete mir den Zugang zu etwas Neuem, und nun musste ich entscheiden, ob ich den bereits eingeschlagenen Weg fortsetzen oder ob ich mich für den entscheiden wollte, der sich soeben vor mir aufgetan hatte. Luciana sah mich erwartungsvoll an, viel Zeit zu überlegen blieb mir nicht. Normalerweise hätte ich in einem solchen Fall das aufgegriffen, was sich aus den Worten des Patienten ergab, und nachgehakt. Da Luciana sich jedoch in einer akuten Notlage befand – jeder Patient, der fremder Gewalt ausgesetzt ist, befindet sich in einer Notlage –, begnügte ich mich vorläufig mit einem kurzen Hinweis auf das, was sie angedeutet hatte, um anschließend weiter das Thema zu bearbeiten, das uns gerade beschäftigte.

»Sie haben gesagt, ›die Kinder meiner Mutter schon‹. Darauf würde ich später gerne noch einmal zurückkommen, einverstanden?«

Schweigen.

»Einverstanden, Luciana?«

Sie nickte.

»Das heißt, in Bezug auf Ihre Mutter haben Sie eigentlich alle drei die gleichen Rechte und Pflichten, oder?«

Luciana dachte eine Weile nach.

»Nein.«

»Warum nicht?«

»Ich weiß nicht, das ist nicht dasselbe.«

»Warum ist das nicht dasselbe?«

»Weil…«

Mehr sagte sie nicht. Ich hakte nach:

»Also… ist es nun dasselbe oder nicht?«

Luciana antwortete immer noch nicht. Sie senkte den Blick, und ich merkte, dass in ihrem Inneren alle möglichen Gefühle, Vorstellungen, vielleicht auch Erinnerungen durcheinanderwirbelten. Ihr Atem beschleunigte sich, wurde ungleichmäßig. Sie biss sich auf die Unterlippe und kniff die Augen zusammen. Das Letztere kannte ich von ihr bereits, so reagierte sie, sobald Ängste oder Ärger in ihr aufstiegen – diesmal war es wohl beides zugleich.

»Wissen Sie was? Ich glaube, Sie haben immer das Gefühl gehabt, nur Sie seien verpflichtet, sich um Ihre Mutter zu kümmern. Und ich glaube, dieses Gefühl haben Ihre Geschwister Ihnen vermittelt, und Ihre Mutter wahrscheinlich auch.«

Sie nickte.

»Und Sie haben diese Rolle angenommen, was für alle anderen sehr praktisch und angenehm war.«

»Für alle bis auf mich.«

»Genau.«

Längeres Schweigen.

»Was denken Sie darüber?«

»Dass ich eine Idiotin bin. Und dass ich schon seit Monaten darunter leide, dass meine Geschwister nicht mit mir sprechen. Sie gehen nicht mal ans Telefon, wenn ich anrufe, weil sie böse auf mich sind. Dabei müsste eigentlich ich böse auf sie sein. Schließlich habe ich getan, was ich konnte, oder nicht? Ich bin nicht schuld am Tod meiner Mutter, oder doch?«

Ihre Augen waren gerötet, und Tränen liefen ihr übers Gesicht. Sie sah mich flehend an. Ich hielt ihrem Blick stand. Ich hätte sofort antworten und sie beruhigen können. Ich hätte sagen können, dass sie selbstverständlich nicht schuld am Tod ihrer Mutter war. Das hätte sie sicherlich sehr erleichtert. Aber ich hatte den Eindruck, dass dies ein ganz besonderer Augenblick in ihrem Leben war: Zum ersten Mal gestand sie sich das Recht zu, ihren Geschwistern und auch sich selbst böse zu sein, böse darüber, wie diese Sache abgelaufen war. Deshalb beschloss ich, sie jetzt nicht zu beruhigen. Dass sie seelisch und emotional so aufgewühlt war, konnte wichtige Dinge in Gang setzen.

»Gut«, sagte ich, »lassen wir es vorläufig so stehen.«

Sie blickte mich erstaunt an. Dann sah sie auf die Uhr und danach wieder zu mir.

»Wie? Ich bin doch erst seit einer halben Stunde hier. Mir geht noch alles Mögliche im Kopf herum.«

»Eben deshalb. Lassen wir es vorläufig so stehen.«

Sie konnte es nicht fassen, dass ich die Sitzung in diesem Augenblick einfach abbrach. Sie war nervös. Sie griff nach Ihrer Handtasche und wühlte ungeschickt darin herum. Dann öffnete sie ihren rosafarbenen Geldbeutel mit der ein wenig kindlichen Verzierung. Ich merkte, dass sie verärgert war. Sie zählte das Geld ab und gab es mir. Dann stand sie auf und ging grußlos zur Tür. Ich trat zu ihr, um mich wie immer von ihr zu verabschieden.

»Ist etwas, Luciana?«

»Ja.«

»Was denn, sagen Sie.«

»Das kann ich nicht.«

»Versuchen Sie es.«

»Ich kann nicht«, sagte sie mit lauter Stimme.

Ich sah sie an und hielt ihr die geöffneten Handflächen entgegen.

»Gut. Schade, dass Sie nicht sagen können, was Sie empfinden. Wenn Sie das gelernt hätten, hätten Sie sich vielleicht viele schmerzhafte Dinge erspart.« Ich öffnete die Tür. »Bis nächsten Mittwoch.«

Während der folgenden Woche dachte ich oft über Luciana nach. Ich wusste, dass der Abbruch der letzten Sitzung sie aufgewühlt hatte. Eben deshalb hatte ich ja so gehandelt. Mir war klar, dass dies eine Reaktion hervorrufen würde. Nur welche, konnte ich nicht genau vorhersagen.

Ich verließ mich darauf, dass sie nichts Schwerwiegendes unternehmen würde. Sie war niemand, der mit dem Gedanken an Selbstmord spielte, und ein Drogen- oder Alkoholproblem hatte sie auch nicht. Ebenso wenig wies sie ausgeprägt depressive oder manische Züge auf, auch in dieser Hinsicht sah ich also keine Gefahr. Ich schloss jedoch nicht aus, dass unsere Beziehung sich verschlechtern könnte. Das gehört auch zu einer Analyse: Manchmal muss ein Psychoanalytiker Entscheidungen treffen, die nicht nur den Patienten, sondern auch das Verhältnis zwischen Patient und Therapeut auf die

Probe stellen. Wenn der Patient sich darauf einlässt, kommt er wahrscheinlich ein Stück weiter. Wenn nicht, bricht er die Behandlung möglicherweise ab. So weit kam es in Lucianas Fall zum Glück nicht.

»Als ich letztes Mal gegangen bin, war ich ziemlich verärgert«, sagte sie, als wir die nächste Sitzung begannen.

»Das habe ich gemerkt.«

Sie lächelte.

»Wissen Sie, was ich gemacht habe?«

»Nein.«

»Ich habe meine Geschwister angerufen.«

»Haben sie wieder einfach aufgelegt?«

»Nein, diesmal habe ich ihnen keine Zeit dazu gelassen.«

»Erzählen Sie mal, wie war das?«

»Ich habe ihnen gesagt, sie können mich mal«, erklärte sie lachend.

»Und was war daran so lustig?«

»Ihre Reaktion. Sie konnten es nicht glauben. Und wissen Sie, was? Seither rufen sie jeden Tag bei mir an.«

»Und wie reagieren Sie darauf?«

»Ich lege sofort wieder auf«, sagte sie und lachte schallend. Ihr Lachen war ansteckend. »Wer hätte das gedacht, was?«

»Wie meinen Sie das?«

»Als ich letzte Woche von hier weggegangen bin, habe ich Sie gehasst. Ich hatte sogar vor, nicht wiederzukommen. Und jetzt lachen wir hier zusammen.«

»Vielleicht hatte der Hass eigentlich ja gar nichts mit mir zu tun, was meinen Sie?«

»Kann sein.«

»Aber wenn er nichts mit mir zu tun hatte – mit wem dann?«

»Mit meinen Geschwistern natürlich. Seit unserem letzten Treffen habe ich über das nachgedacht, was wir hier besprochen hatten, und ich glaube, ich hatte mich getäuscht.«

»Inwiefern?«

»Ich habe immer gedacht, nur ich sei dafür verantwortlich, dass sich jemand um meine Mutter kümmert.«

»Und so war es nicht.«

»Nein. Meine Geschwister sind ausgezogen und haben mich mit ihr allein gelassen, in unserem alten feuchten Haus, in dem es nach Tod roch und wo so viel passiert war …«

Was sie da auf einmal sagte, waren natürlich schwerwiegende Dinge.

»Was war denn passiert?«

Schweigen.

»Darüber möchte ich jetzt nicht sprechen. Bitte.«

»Wie Sie möchten.«

Sie machte eine kurze Pause und fuhr dann fort.

»Und ich bin dort geblieben. Ich habe diese beschissene Rolle angenommen.«

Wieder verstummte sie und starrte vor sich hin, als nähme sie einen weit enfernten Ort in den Blick – oder einen weit zurückliegenden Zeitpunkt.

»Woran denken Sie?«

»Dass mir schon immer diese Rolle zugefallen ist. Lange bevor meine Geschwister ausgezogen sind, schon vor dem Tod meines Vaters und bevor meine Mutter krank wurde. Immer war ich der letzte Dreck«, sagte sie und verzog bekümmert das Gesicht.

»Sie waren nicht der letzte Dreck, Luciana. Manche Leute haben Sie so behandelt, als wären Sie der letzte Dreck, aber das ist nicht dasselbe.«

»Kann sein.«

»Wer hat Sie denn vor allem so behandelt?«

»Vor allem die Familie meines Vaters.«

»Inwiefern?«

»Sie haben mich immer verachtet.«

»Haben sie Sie auch schlecht behandelt?«

»Noch schlimmer: Sie haben mich einfach links liegen lassen. Wenn einer von ihnen bei uns zu Hause anrief, weil er meinen Vater sprechen wollte, und ich bin ans Telefon gegangen, hat er sofort aufgelegt.«

»Solche Sachen haben also schon immer zu Ihrem Leben gehört.«

»Ja«, sagte sie und lächelte.

»Und, was glauben Sie – warum haben die anderen sich so verhalten?«

Luciana antwortete nicht. Dafür fiel mir eine ihrer Äußerungen aus der vorherigen Sitzung wieder ein. Ich hatte sie damals gefragt, ob ihre Geschwister beide Kinder ihrer Mutter seien, so wie sie selbst. Woraufhin sie gesagt hatte: »Ja, die meiner Mutter schon.«

»Auf eine Sache, die Sie in der letzten Sitzung gesagt haben, wollten wir noch einmal zurückkommen, erinnern Sie sich?«

Sie nickte.

»Hat das, was Sie gerade über die Familie Ihres Vaters erzählt haben, damit zu tun?«

Schweigen.

»Sie müssen mir vertrauen, Luciana. Ich weiß, Sie haben gesagt, dass Sie heute nicht darüber sprechen möchten. Aber wenn wir weiterkommen wollen, wäre es wichtig, wenn wir das trotzdem tun könnten.«

Sie blickte mich an, und wieder war ihr ihre große Hilflosigkeit anzusehen, wie bei unserem allerersten Gespräch. Erneut zeigte sich der für sie so typische Ausdruck auf ihrem Gesicht, und ihre Stimme fing an zu zittern.

»Ich hatte nichts damit zu tun«, sagte sie weinend.

»Womit?«

»Das war meine Mutter. Ich habe nichts getan, wirklich!«

In all den Jahren habe ich schon mit sehr vielen Patienten zu tun gehabt. Der Anblick eines traurigen, verängstigten Menschen lässt mich trotzdem bis heute nicht unberührt. Jeder zeigt seinen Kummer auf seine Weise. Aber sobald ich wieder in diese Situation gerate, weiß ich, warum ich meinen Beruf ausübe.

»Erzählen Sie, bitte. Was hat Ihre Mutter getan?«

Nach kurzem Schweigen antwortete Luciana: »Sie und Roberto ...«

»Roberto?«

»Ja, mein Vater.«

Zum ersten Mal nannte sie ihren Vater beim Namen.

»Sprechen Sie weiter, bitte.«

»Also gut, die beiden verstanden sich nicht besonders. Das ging schon lange so. Und eines Tages ist meine Mutter dann verschwunden.«

Wieder verstummte Luciana. Und wirkte plötzlich nicht mehr so intelligent und klarsichtig wie sonst. Dafür war sie jetzt wieder das verschüchterte und hilflose Mädchen, das mir bei unserer ersten Begegnung den blauen Fleck gezeigt hatte, der von ... ja, von wem eigentlich stammte? Dazu hatte sie sich bisher noch nicht geäußert. Ich hatte allerdings einen Verdacht, wer hinter den Schlägen stecken könnte.

»Was heißt verschwunden?«

»Sie ist von zu Hause fortgegangen. Sie hat meinen Vater

verlassen. Nach ungefähr dreieinhalb Monaten kehrte sie wieder zurück. Und mein Vater hat ihr verziehen.«

»Und was haben Sie damit zu tun?«

Luciana sah mich beschämt an. Sie senkte den Kopf und sagte zitternd: »Acht Monate nach ihrer Rückkehr kam ich zur Welt. Aber das ist nicht meine Schuld, Gabriel. Das ist doch nicht meine Schuld, oder?«

Sie sah mich flehend an. Und diesmal beantwortete ich ihre Frage. »Natürlich nicht, Luciana. Nichts davon ist Ihre Schuld.«

Sie sprach nicht weiter, sondern bedeckte ihr Gesicht mit den Händen und fing an zu schluchzen. Und ich hielt sie nicht zurück. Zu dem, was sie gerade erzählt hatte, gab es viel zu fragen. Aber nicht jetzt, sagte ich mir.

Trotzdem sollte die Sitzung nicht so zu Ende gehen. Deshalb saß ich ihr, als sie zu weinen aufgehört hatte, noch lange schweigend gegenüber. Vielleicht zehn oder fünfzehn Minuten. Wie lange genau, spielte keine Rolle – so lange eben, wie sie brauchte, damit sie beim Verlassen meiner Praxis imstande war, sich den Herausforderungen, die nun auf sie zukommen würden, zu stellen.

Diesem Thema widmeten wir viele Sitzungen. Nach und nach rekonstruierte Luciana dabei ihre Vergangenheit. Das war nicht einfach, denn keiner, den sie dazu hätte befragen können, war bereit, Auskunft zu geben. Nur Esther, eine enge Freundin ihrer Mutter, traf sich ein paarmal mit ihr und half, das Puzzle zusammenzusetzen. Offenbar hatte Lucianas Mutter heimlich eine Affäre mit einem gewissen Fernando gehabt. Fernando war Spanier, und die Beziehung hatte mehrere Jahre gedauert. Elena, Lucianas Mutter, war sehr verliebt gewesen, hatte aber nicht den Mut aufgebracht, sich von ihrem Mann zu trennen. Bis sie eines Tages nach einem Streit ihre Sachen gepackt hatte und verschwunden war.

Nach Esthers Auskunft hatte Elena ihre Liebe zu Fernando geradezu exzessiv ausgelebt. Sie hatte nur noch für ihn existiert, was so weit ging, dass sie ihre Kinder nach ihrem Verschwinden bloß noch einmal gesehen hatte, hinter Robertos Rücken.

Doch dann war sie auf einmal schwanger geworden, und Fernando hatte nichts von dem Kind wissen wollen. Elena hatte verzweifelt versucht, ihn umzustimmen, doch Fernando hatte erwidert, er wolle sie nicht mehr sehen, und sie aufgefordert zu gehen. Woraufhin Elena tief beschämt und schwanger zu ihrer Familie zurückgekehrt war

Ihr Mann, der sie sehr geliebt hatte, hatte ihr verziehen und auch das Kind angenommen. Er hatte Luciana auf seine Weise so liebevoll und zärtlich behandelt, wie es ihm möglich war. Und auch wenn er nicht der Vater gewesen war, den ein Kind sich erträumen würde, hatte er sie nie einen Unterschied zu ihren Geschwistern spüren lassen. Anders als seine Familie, die Luciana stets verachtet und wie eine Fremde behandelt hatte – wie den letzten Dreck, um es mit Lucianas eigenen Worten zu sagen.

In den folgenden Monaten gelang es Luciana, eine neue Beziehung zu ihren Geschwistern aufzubauen. Was nicht einfach war, schließlich war das Verhältnis von Anfang an belastet gewesen. Die Dinge kamen also nach und nach ins Lot, und dementsprechend hätten wir auch unsere gemeinsame Arbeit fortgesetzt, wäre Luciana nicht eines Tages beim Erscheinen in meiner Praxis unverkennbar anzusehen gewesen, dass sie erneut geschlagen worden war: Sie hatte einen blauen Fleck am linken Auge und ihre Lippen waren geschwollen. Ihr Anblick löste einen wahren Sturm von Empfindungen in mir aus. Es war schon schwierig gewesen, sie am ersten Tag, als ich sie noch kaum kannte, in einem solchen Zustand zu erleben. Jetzt, wo wir schon so lange zusammenarbeiteten und ich große Zuneigung zu ihr gefasst hatte, musste ich mich regelrecht zusammenreißen, um mich bei meiner therapeutischen Arbeit nicht durch meine Gefühle beeinträchtigen zu lassen. Da ich nicht zu den Leuten gehöre, die der Ansicht sind, in solchen Fällen müsse der Patient das Thema unbedingt von sich aus zur Sprache bringen, sah ich sie an, schüttelte den Kopf und fragte:

»Was ist passiert, Luciana?«

Sie zuckte mit den Schultern, und die ersten Tränen liefen ihr über die Wangen.

Stammelnd fragte sie: »Können Sie mich umarmen?«

Da stand also wieder das hilflose Kind vor mir und bat darum, in den Arm genommen zu werden. In den Lehrbüchern zur Psychoanalyse wird einem hiervon abgeraten – was sollte ich also tun? Ich fragte mich, wie ich mich außerhalb der Praxis verhalten würde, wenn plötzlich eine Frau im gleichen Zustand wie Luciana vor mir stünde. Und ich sagte mir, ich würde bestimmt versuchen, sie zu trösten. Warum sollte ich das dann nicht auch für jemanden tun, der seit über einem Jahr sein ganzes Vertrauen in mich setzte und in diesem Augenblick so dringend meine Hilfe brauchte?

Dieser ganze Gedankengang dauerte nicht einmal eine Sekunde, denn schon im nächsten Augenblick breitete ich wortlos die Arme aus. So standen wir mehrere Minuten da. Als sie sich ein wenig beruhigt hatte, führte ich sie zum Stuhl und bat sie, sich zu setzen. Danach setzte ich mich ebenfalls.

»Nacho, stimmt's?«

»Ja.«

»Erzählen Sie bitte.«

»Das ist mir peinlich.«

»Hier braucht Ihnen nichts peinlich zu sein. Sie wissen, dass ich da bin, um Sie zu verstehen und Ihnen zu helfen.«

»Ja, aber ...«

»Luciana, vertrauen Sie mir.«

Kaum hatte ich das gesagt, wurde mir bewusst, dass ich diesen Satz Luciana gegenüber schon oft verwendet hatte. Später wurde mir klar, dass ich damit unwillkürlich auf ihr Bedürfnis nach einem Ort reagierte, an dem sie sich vertrauensvoll aussprechen konnte. Nach einem Ort, wo niemand sie verurteilen oder attackieren würde. Eben deshalb hatte dieser Satz bisher wohl auch immer eine so beruhigende Wirkung auf sie gehabt und es ihr ermöglicht, offen zu sagen, was gerade in ihr vor ging.

»Gabriel, Nacho ist ein guter Kerl. Halten Sie ihn deshalb« – sie zeigte auf ihre geschwollenen Lippen – »nicht für einen schlechten Menschen. Er hat in seinem Leben viel durchmachen müssen.«

Ich sagte nichts.

»Er verlangt bloß manchmal Dinge von mir, die ...«

»Was für Dinge?«

»Sexuelle.«

»Und was wollte er dieses Mal?«

Luciana zögerte einen Augenblick. »Dass jemand anderes dabei ist.«

»Aha.«

»Das war nicht das erste Mal.« Sie holte tief Luft. »Aber es waren immer Unbekannte. Manchmal Frauen, manchmal

Männer, aber immer Menschen, die ich noch nie gesehen hatte und später auch nie wieder sah.«

»Und diesmal?«

»Diesmal nicht. Montagabend brachte Nacho Hugo zum Essen mit, einen Freund. Er sagte, er würde etwas Leckeres kochen. Und er hatte Wein dabei. Irgendwas kam mir komisch vor, warum, weiß ich nicht. Wir waren schon oft zu dritt zusammen gewesen, aber diesmal war es anders. Hugo sah mich anders an als sonst, und Nacho war nervös.«

»Haben Sie das angesprochen?«

»Nein. Ich habe gedacht, ich bilde mir da vielleicht nur etwas ein.«

»Und dann?«

»Nach dem Essen bin ich in die Küche gegangen, um abzuspülen, und Nacho kam kurz darauf nach.«

»Und was hat er gesagt?«

»Er wollte, dass wir zu dritt ins Bett gehen.«

»Und was haben Sie geantwortet?«

»Ich habe nicht gewusst, was ich sagen soll. Also habe ich geschwiegen.«

»Aber was haben Sie gefühlt?«

»Dass ich das nicht möchte. Ich hatte das nie gemocht, ich hatte es immer nur für ihn getan, aber mit Unbekannten war es etwas anderes, oder?«

Ich sagte nichts darauf. »Und dann?«

»Nacho hat mich an der Hand genommen und ins Schlafzimmer geführt. Hugo ist hinter ihm her. Ich war wie gelähmt. Ich habe mich schrecklich gefühlt. Aber ich konnte nichts tun. Nacho hat angefangen, mich zu küssen, und dann habe ich plötzlich Hugos Hände gespürt. Er hat von hinten mein Haar gestreichelt und dann meinen Rücken. Ich war völlig wehrlos.

Irgendwann hat er mein Kleid angehoben und mich weiter gestreichelt. Ich habe mir gesagt, na gut, es ist ja gleich vorbei. Und ich habe versucht, an etwas anderes zu denken, wie bei den Malen davor. Aber es ging nicht.«

»Warum nicht?«

»Weil mir etwas eingefallen ist, worüber wir hier einmal gesprochen haben.«

Ich sah sie fragend an.

»Bei der Sitzung, die Sie so früh abgebrochen haben. Ich war damals beim Weggehen ziemlich böse auf Sie, wissen Sie noch?«

»Ja.«

»Sie haben damals gesagt, es sei schade, dass ich nicht sagen kann, was ich empfinde. Und dass ich mir vielleicht viele schmerzhafte Dinge erspart hätte, wenn ich das gelernt hätte. Wissen Sie noch?«

»Ja, das weiß ich noch.«

»Als mir das einfiel, ist die Lähmung auf einmal von mir abgefallen. Und ich habe gesagt, dass ich das nicht möchte, dass es mir leidtut, aber dass ich das nicht machen würde.«

»Und dann?«

»Hugo ist rot geworden und ganz nervös, und dann hat er gemeint, es wäre in Ordnung und ich solle ihm nicht böse sein.«

»Und Nacho?«

»Nacho hat gesagt, ich soll keinen Mist machen und nicht die Heilige spielen, und dann wollte er weitermachen. Aber ich bin dabei geblieben und habe gesagt, nein, das mache ich nicht. Da ist Hugo aus dem Zimmer gegangen, und Nacho hat mich wütend angesehen und gesagt, nachher sprechen wir noch.«

Schweigen.

»Und was ist danach passiert, Luciana?«

»Ich habe mich ausgezogen und ins Bett gelegt. Es klingt komisch, aber obwohl ich so aufgewühlt war, bin ich sofort eingeschlafen, als hätte ich einfach eine Weile tot sein wollen. Wie lange das gedauert hat, weiß ich nicht, ich habe jedenfalls ganz tief geschlafen. Und dann bin ich plötzlich aufgewacht, weil Nacho mich an den Haaren gezogen hat …«

Sie verstummte. Ihr Atem ging heftiger. Ich unternahm nichts, sie brauchte offensichtlich eine Pause.

»Er hat gesagt, für wen ich mich eigentlich halten würde, und wie er jetzt wegen mir vor seinem besten Freund dastünde. Und er hat mich geschlagen.« Sie zeigte auf ihr Gesicht.

»Und was haben Sie gemacht?«

»Ich habe versucht, mich zu wehren, aber ich hatte Angst, dass ihn das noch wütender macht. Also habe ich ihn um Entschuldigung gebeten. Ich habe gesagt, dass er verstehen soll, dass ich das nicht wollte. Und er hat gesagt, ihm ist egal, was ich will oder nicht will. Es war schrecklich. Zum Glück hat er sich dann beruhigt und ist in die Küche gegangen. Ich bin im Bett geblieben und habe geweint. Nach ein paar Minuten hat er mir ein Glas Wasser gebracht.«

»Aha.«

»›Du bist echt das Letzte‹, hat er gesagt. Er ist neben dem Bett stehen geblieben und hat mich angesehen. Die Bettdecke hatte Blutflecken, und ich lag zitternd im Bett, ganz in mich zusammengerollt und mit der Decke bis zum Kinn. ›Siehst du, wozu du mich bringst?‹, hat er gejammert. Ihm sind Tränen in die Augen gestiegen, und er hat mich gebeten, ihm das nie wieder anzutun. Und er hat gesagt, dass er so etwas nicht machen will, aber dass ich ihn dazu gezwungen hätte. Er hat sich aufs Bett gesetzt und angefangen zu weinen. Und ich habe ihn angesehen und fand ihn so schwach und schutzlos ...«

»Und was ist dann passiert?«

»Ich habe ihn umarmt. Und er hat gesagt, ich soll ihm bitte versprechen, dass ich ihn nie wieder dazu bringe, so böse zu werden.«

»Und was haben Sie gesagt?«

»Nichts, ich habe nichts gesagt. Wir haben uns lange in den Armen gehalten. Wir haben uns angesehen, wir haben uns geküsst, dann hat er angefangen, mich zu streicheln, und ...«

»Und dann?«

»Dann haben wir miteinander geschlafen.«

Lange sagte keiner von uns beiden ein Wort. Luciana sah ab und zu auf und senkte den Blick dann wieder, als schämte sie sich.

»Luciana, finden Sie es gut, dass Nacho Sie schlägt?«

»Nein, natürlich nicht. Aber es stimmt, ich habe ihn verärgert.«

Ich dachte nach. Ich musste etwas tun, um ihre Überzeugung, in gewisser Hinsicht sei sie schuld an dem, was passiert war, ins Wanken zu bringen. Ich wusste, dass sie die Dinge im Augenblick nicht klar sehen konnte. Ich wusste aber auch, dass sie sehr wohl imstande war, über den Widerspruch zwischen dem nachzudenken, was ihre Gefühle ihr nahelegten, und dem, was die Wirklichkeit und die Vernunft ihr zeigten. Es war wichtig, dass sie für einen Augenblick von ihrem Standpunkt abrückte und ihre ganze Aufmerksamkeit auf Nachos Verhalten richtete.

»Luciana, Sie haben vorhin die Sitzung erwähnt, die ich vorzeitig beendet hatte. Und Sie erinnern sich offenbar sehr genau daran.«

»Ja.«

»Bei der nächsten Sitzung haben Sie gesagt, dass Sie damals sehr böse auf mich waren, wissen Sie noch?«

»Ja.«

»Sie waren bestimmt böse, weil ich die Sitzung schon nach fünfzig Minuten beendet hatte.«

»Ja.«

»Das heißt, wenn man so will, war ich damals schuld daran, dass Sie böse geworden sind.«

Sie überlegte eine Weile und nickte.

»Und warum haben Sie mich dann nicht geschlagen?«

Sie sah mich verwundert an. »Wie bitte?«

»Ja, wegen mir waren Sie böse geworden. Warum haben Sie mich also nicht geschlagen?«

Sie lächelte. »Weil ich nicht verrückt bin.«

»Ah …«, sagte ich und sah sie an. »Das heißt, wer jemanden schlägt, nur weil er einen dazu gebracht hat, böse zu werden, der muss verrückt sein. Dann ist Nacho also verrückt?«

Schweigen.

»Wissen Sie, was typisch für Menschen ist, die andere Menschen schlagen?«

»Nein.«

»Dass sie die Verantwortung dem Opfer zuschieben. Die anderen sind schuld, weil sie ihnen nicht recht geben, weil sie sie dazu bringen, böse zu werden, weil sie auf ihre Launen nicht eingehen, weil sie ihren Befehlen nicht folgen. Sie übernehmen keinerlei Verantwortung für das, was sie tun. Stattdessen bringen sie ihre Opfer dazu, sich schuldig zu fühlen.«

»Nacho übernimmt aber manchmal sehr wohl die Verantwortung.«

»Ja, ich kann es mir vorstellen – nachdem er Sie geschlagen

hat, stimmt's? Das ist die andere Variante. Sie brauchen nichts zu sagen, ich sage Ihnen, wie es abläuft: Er fängt an zu weinen, bittet um Verzeihung, sagt, dass er es nie wieder tun wird, und erzählt von seiner schrecklichen Vergangenheit. Und am Ende sind Sie mit Ihren geschwollenen Lippen und dem blauen Auge diejenige, die ihn tröstet und die Mitleid mit ihm hat. Der arme Nacho, er hat ja so leiden müssen! Stimmt's?«

Schweigen.

»Wissen Sie noch, was Sie bei unserem ersten Treffen gesagt haben? Sie haben gesagt, ich soll Ihnen helfen, nicht mehr die zu sein, die Sie sind.«

»Ja, das weiß ich noch.«

»Also gut, ich möchte Ihnen helfen, nicht mehr die zu sein, die Sie bis jetzt gewesen sind. Aber wissen Sie, *was* Sie bis jetzt gewesen sind?«

Ich sagte absichtlich ›was‹, ich wollte, dass ihr klar wurde, dass sie bis jetzt gar nicht als Person aufgetreten war, sondern als Objekt, als wäre sie ein bloßer Gegenstand und kein Subjekt mit dem Recht, selbst zu entscheiden, was sie aus ihrem Leben und ihren Wünschen machen wollte.

»Wissen Sie es, Luciana?«

Sie schüttelte den Kopf.

»Ich werde es Ihnen sagen: eine Frau, die man schlägt, jemand, der nicht entscheiden kann, was er mit seinem Körper und seiner Sexualität machen möchte und was nicht. Jemand, der wie ein Sklave den launenhaften Begierden eines gewalttätigen Menschen unterworfen ist, der verfügt, was gut und was schlecht ist und wann, wie und mit wem man vögelt. Und ich möchte, dass wir gemeinsam daran arbeiten, dass Sie für die anderen nicht mehr der letzte Dreck und eine Fremde und Idiotin sind.«

Ich benutzte Ausdrücke, die sie selbst verwendet hatte. Mir war klar, dass sie ziemlich drastisch waren, aber ich hatte sie aus ihrem Mund gehört. Und jetzt war es an der Zeit, dass sie sie erneut zu hören bekam, diesmal jedoch von mir. Allerdings durfte ich nicht demütigend oder herabsetzend klingen, schließlich konnte es nicht sein, dass sich das, was ihr geschehen war, bei der Analyse einfach wiederholte – keinesfalls durfte ich an die Stelle des Schlägers treten. Und dennoch erschien trotz all meiner Bemühungen auf ihrem Gesicht wieder der für sie so typische Ausdruck – offenkundig stiegen die altbekannten Ängste in ihr auf. Allerdings fing sie nicht an zu weinen. Stattdessen sah sie mich fest, doch ohne Groll an. Sie war inzwischen stärker geworden. Nur deshalb konnte ich jetzt solche Dinge zu ihr sagen.

»Damit ich Ihnen helfen kann«, fuhr ich fort, »müssen Sie aber eine Menge Dinge infrage stellen.«

»Was für Dinge?«

»Zum Beispiel, dass Nacho ein armer Kerl ist, der viel durchgemacht hat und so reagiert, weil Sie ihn dazu bringen, böse zu werden. Ob Nacho ein guter oder schlechter Mensch ist, kann ich nicht sagen. Eins ist allerdings klar: Ihr Freund darf Ihnen nie wieder auch nur ein Haar krümmen! Deshalb müssen Sie aufhören, sich einzureden, er habe ein Recht, Sie so zu behandeln.«

Sie seufzte.

»Das ist mir klar, aber ich weiß nicht, wie ich ihm gegenübertreten soll.«

»Sie haben Angst.«

Sie nickte.

»Sehen Sie, es gibt etwas, was über allen Menschen steht, und das ist das Gesetz. Nacho hat vielleicht viel durchgemacht, vielleicht ist er ein Psychopath und ein Mensch, der andere manipuliert und ihnen seinen Willen aufzwingt. Aber wenn Sie entschieden auftreten und die rechtliche Lage klarstellen, wird er begreifen müssen.«

Sie überlegte eine Weile und sagte schließlich:

»Aber wie soll ich mit jemandem zusammenleben und ihm gleichzeitig drohen, dass ich ihn anzeigen werde?«

»Da haben Sie recht.« Ich verstummte.

»Wie meinen Sie das?«, fragte sie erschrocken.

»Dass Sie, wenn Sie sich aus dieser gewalttätigen Situation befreien wollen, womöglich darüber nachdenken sollten, sich von Ihrem Freund zu trennen.«

Sie sah mich an, auf einmal voller Furcht. Sie zitterte, konnte kaum sprechen und knetete das Taschentuch in ihrer Hand. Sie war wieder ganz das hilflose, verängstigte Kind.

»Und wohin soll ich gehen? Ich habe doch nichts und niemanden, ich bin ganz allein auf der Welt. Bitte, verlangen Sie nicht so etwas von mir.«

Das war für mich ein schwieriger Augenblick. Auf ihren Gefühlsausbruch durfte ich nicht so reagieren, wie ich es eigentlich gerne gewollt hätte, denn wenn ich sie jetzt in die Arme genommen und getröstet hätte, hätte ich ihr recht gegeben. Dann wäre sie wieder »die arme Kleine« gewesen. Nein. Diesmal ging das nicht. Diesmal durfte ich nicht.

»Das stimmt nicht.« Ich versuchte, möglichst beruhigend zu klingen. »Sie haben diesen Ort hier, wo wir an Ihrer Analyse arbeiten. Es ist gar nicht einfach dabeizubleiben, und Sie tun das jetzt schon seit über einem Jahr.«

Ich unterbrach mich. Ich musste versuchen, ihren Verstand anzusprechen, um sie aus der kindlichen Ecke zu holen, in die ihre Gefühle sie immer wieder drängten.

»Luciana, ich kann nicht einfach zusehen, wie Sie geschlagen werden, oder vielmehr: wie Sie sich schlagen lassen. Und Sie verteidigen den Schläger auch noch. Damit machen Sich sich selbst zum ›letzten Dreck‹, also genau zu dem, was Sie nicht sein wollen. Auf dieses Spiel lasse ich mich nicht ein. Dafür sind Sie mir zu wichtig. Sie sind jemand, der sich nicht davon hat kaputtmachen lassen, dass sein Vater ihn nicht angenommen hat und dass er das uneheliche Kind einer von allen verachteten Mutter ist und vom Rest der Familie ignoriert wird. Weil Sie mit alldem fertiggeworden sind, verdienen Sie meine Hochachtung. Das ist mir klar. Ihnen aber offenbar noch nicht. Außerdem bin ich mir sicher, dass es da draußen jemanden gibt, der bereit ist, Ihnen in dieser schwierigen Lage beizustehen. Und falls nicht – tja, was soll ich sagen? Dann müssen Sie wohl lernen, allein zurechtzukommen, bis sich eine andere Art von Beziehung ergibt, mit jemandem, der Sie achtet und dem Sie vertrauen können. Vielleicht ist es gar nicht so schlimm, allein zu sein, wenn man sich selbst dafür entscheidet. Und ich bin ja auch noch da. Hier, in meiner Praxis, aber auch in Ihren Gedanken.« Ich versuchte, ihr damit klarzumachen, dass ich als Analytiker einen festen Platz in ihrem Unterbewussten einnahm. »Jedes Mal wenn Sie sich an etwas erinnern, worüber wir gesprochen haben, bin ich bei Ihnen, so wie neulich, als Sie zu Ihrem Freund Nein gesagt haben, oder wenn Sie zu sich sagen: ›Das muss ich Gabriel erzählen.‹ Das ist schon sehr viel! Trotzdem müssen Sie sich draußen in der Welt selbst verteidigen. Wenn Sie Anzeige erstatten möchten, kann ich Sie allerdings begleiten, das ja.«

Es ist nicht einfach, Menschen zu helfen, die Misshandlungen erleiden. Fast immer nehmen sie das, was ihnen passiert, aus irgendeinem Grund hin. Als hätten sie das Gefühl, eine Strafe zu verdienen. Immer wenn ich es mit einem solchen Fall zu tun bekam, war der Betroffene insgeheim der Überzeugung, er habe sich etwas zuschulden kommen lassen. Und der, von dem die Misshandlung ausging, war für ihn bloß der Rächer, der ausführte, was dem Opfer seiner eigenen – unbewussten – Auffassung nach ohnehin zustand. Gegen diese Vorstellung mussten wir ankämpfen. Eine schwierige Aufgabe.

Luciana hatte mir dafür einen Schlüssel an die Hand gegeben, als sie mich einmal fragte, ob sie etwas mit dem Verrat ihrer Mutter zu tun habe oder nicht. Damit hatte sie zu erkennen gegeben, dass sie als ihre usprüngliche Schuld ihre eigene Entstehung ansah: Sie war der lebende Beweis für die Untreue ihrer Mutter und darüber hinaus der Grund dafür, dass diese ihre große Liebe zu Fernando nicht hatte verwirklichen können. Sie war die Tochter, die niemand hatte haben wollen. Entsprechend unsicher und ängstlich war sie heute, als Erwachsene. Das konnte gar nicht anders sein.

Das »Menschenjunge«, wie Lacan es nennt, kommt in einem Zustand völliger Wehrlosigkeit zur Welt, überließe man es nach der Geburt sich selbst, würde es sterben. Mit anderen Worten: Der Mensch braucht von Anfang an den anderen. Dieser andere lernt nach und nach, die Äußerungen des kleinen Menschen zu verstehen und seine Bedürfnisse entsprechend zu befriedigen. Und er zeigt ihm, wer er ist und welchen Wert er besitzt. Dieser Wert erweist sich zuallererst in der Anerkennung durch den anderen, etwas, was Luciana so nicht erfahren hatte.

Als sie zur Welt kam, musste sie erleben, dass sie vor allem ein unerwüschtes Problem darstellte: für Fernando, der sie niemals akzeptierte; für ihre Mutter, die wegen der Schwangerschaft ihre Beziehung zu Fernando aufgeben musste; für Roberto, für den die Erfahrung, von seiner Frau betrogen worden zu sein, in Lucianas Ankunft gewissermaßen ihren krönenden Abschluss fand; und für ihre väterliche Verwandtschaft, die Elena für ihre Verfehlung und Roberto für seine Schwäche – weil er Elena verzieh – abstrafte, indem sie ihren ganzen Hass auf die kleine Luciana richtete.

Das Kind lernt, wer es ist, indem es sich mit dem, was die anderen über es sagen, identifiziert. Eben deshalb sind die Worte, mit denen die Eltern sich an ihre Kinder wenden, viel wichtiger, als man meinen könnte. In mehreren Sitzungen sprachen Luciana und ich darüber, und wir stellten fest, dass sie ständig herabsetzende Äußerungen zu hören bekommen hatte: »du Ärmste«, »aus dir wird nie etwas«, »für jemanden wie dich ist das nicht einfach« und so weiter. Für Luciana waren angeblich die Worte am schlimmsten, die ihre Mutter ihr entgegengeschleudert hatte, als sie ihr mitteilte, dass sie zu Nacho ziehen werde. Ich war mir allerdings sicher, dass sich darin noch andere, viel weiter zurückliegende Szenen widerspiegelten.

»Du Egoistin!«, hatte ihre Mutter geschrien. »Ausgerechnet jetzt lässt du mich im Stich. Weißt du überhaupt, was ich alles für dich getan habe? Worauf ich deinetwegen verzichtet habe? Und jetzt, wo ich krank bin, kommst du und sagst, du gehst. Du elendes Miststück! Aber geh nur, du kommst schon von selbst wieder zurück. Schließlich hast du noch nie zu irgendwas getaugt.«

Die Sitzung, in der Luciana hiervon erzählte, war besonders ergiebig. Wir nahmen uns die oben erwähnten Äußerungen einzeln vor und stellten fest, dass Luciana sie im Lauf ihres Lebens in verschiedenen Variationen immer wieder zu hören bekommen hatte. Ich weiß noch, wie schwer es ihr fiel, ihrer Mutter deshalb böse zu sein, schließlich war sie, wie Luciana es ausdrückte, »das Einzige, was ich hatte«.

»Sie hat Sie also als Miststück bezeichnet, weil Sie zu Ihrem Freund gezogen sind?«

»Ja.«

»Luciana, von wem sprach Ihre Mutter in diesem Augenblick?«

»Von mir.«

»Sind Sie sich da sicher?«

»Wie meinen Sie das?«

»Sie waren nicht verheiratet, und Sie haben auch niemanden betrogen, als Sie zu Ihrem Freund gezogen sind.«

»Ja, das stimmt.«

»Wer hat sich aber wie ein ›Miststück‹ verhalten, als er, obwohl er verheiratet war, zu einem anderen Mann gezogen ist? Wer hat seine Familie verlassen? Wer war ›die Ärmste‹, die später allein und verlassen nach Hause zurückkehren musste? Sie?«

Luciana schwieg.

»Woran denken Sie?«

»Das kann ich nicht sagen.«

»Doch, das können Sie.«

»Nein, ich kann nicht.«

»Möchten Sie, dass ich Ihnen helfe?«

Sie nickte.

»Denken Sie darüber nach, wie Ihre Mutter sich Ihnen gegenüber verhalten hat?«

»Ja.«

»Das war nicht gut, oder?«

»Nein. Das war nicht gut.«

»Was fühlen Sie, wenn Sie daran denken?«

Schweigen.

»Luciana, wenn Sie nicht einmal hier den Mut aufbringen, es zu sagen, wird es ziemlich schwierig für uns, eine Lösung zu finden.«

Sie atmete tief ein, und ein paar Tränen liefen ihr über die Wangen.

»Meine Mutter … meine Mutter hat sich mir gegenüber wie ein richtiges Miststück benommen. So sehe ich das. Ich war nicht an ihren Fehlern schuld.«

»Da haben Sie recht.«

»Und warum hat sie sich dann an mir ausgelassen?«

Dies war nicht der Augenblick, um Luciana zu erklären, wie Projektionsmechanismen ablaufen, mit deren Hilfe manche Menschen ihre Schuldgefühle abzuwehren versuchen.

»Weil die Menschen manchmal so handeln. Selbst die, die wir am allerliebsten haben. Sie haben aber jedes Recht der Welt, diesen Menschen deswegen böse zu sein.«

»Das heißt also, mich hat nie jemand geliebt«, sagte Luciana verzweifelt. »Nicht einmal meine Mutter. Warum hat mich niemand geliebt? Warum liebt mich niemand? Vielleicht hatte meine Mutter ja recht.«

»Inwiefern?«

»Als sie gesagt hat, dass ich noch nie zu etwas getaugt hätte.«

Wir hatten bereits sehr harte Sitzungen hinter uns. So verzweifelt hatte ich Luciana aber trotzdem noch nie erlebt. Irgendwann saß sie völlig verweint vor mir, in einer Hand das durchnässte Taschentuch, den Blick zu Boden gerichtet.

»Luciana«, sagte ich, doch sie sah nicht auf und zeigte auch sonst keine Reaktion. »Luciana, hören Sie.« Ich wartete eine Weile und fuhr dann fort: »Ich möchte Ihnen etwas sagen.«

»Was denn?«

»Hören Sie mir zu?«

»Ja.«

»Das, was Ihre Mutter gesagt hat, hat nichts mit Ihnen zu tun, sondern damit, was Ihrer Mutter mit Ihnen passiert ist.«

Luciana hob den Kopf und sah mich verwirrt an. Ich hatte mich absichtlich so ungenau ausgedrückt. Zunächst musste ich ihre Aufmerksamkeit zurückgewinnen, und das war mir auf diese Weise offenbar gelungen.

»Ich verstehe Sie nicht.«

»Ich glaube, Ihre Mutter wollte damals nicht sagen, dass *Sie* für nichts taugen, sondern dass Sie für *sie*, also für Ihre Mutter, nichts getaugt haben, als Ihre Mutter ihre Wünsche verwirklichen wollte. Sie haben nicht dazu getaugt, mit Fernando eine Familie zu gründen, Sie haben nicht dazu getaugt, die Familie ihres Mannes zu besänftigen, und wahrscheinlich haben Sie auch nicht dazu getaugt, ihren eigenen Verrat, ihre Untreue und ihre gescheiterte Liebe zu vergessen.«

Luciana nickte. Offensichtlich hatte sie meine Worte aufgenommen und war nun dabei, sie zu verarbeiten. Ihr Denken kam wieder in Gang, während ihre Gefühle sich allmählich beruhigten.

»Aber wer hat eigentlich gesagt«, fuhr ich fort, »dass Sie auf die Welt gekommen sind, um anderen zu Diensten zu sein? Ihrer Mutter und ihren gescheiterten Liebesträumen, Ihren Geschwistern und deren Wunsch, dass sich jemand um etwas kümmert, worum sie sich nicht selbst kümmern können oder wollen, Nacho und seinem Bedürfnis, seine sexuellen Fantasien auszuleben? Nein, Luciana, Sie sind nicht dazu da, um die Wünsche anderer Menschen zu erfüllen, sondern nur die eines einzigen…«

Kurzes Schweigen.

»Meine eigenen Wünsche?«

»Genau. Da sind Sie sich noch viel schuldig geblieben. Und es wäre gut, wenn wir uns damit möglichst bald beschäftigen würden, finden Sie nicht?«

Sie nickte und lächelte. Wofür ich ihr insgeheim dankbar war. Doch im nächsten Moment ärgerte ich mich über mich selbst – ich brauchte ihr Lächeln, ja, aber auch die Erfüllung meiner Wünsche war nicht Lucianas Aufgabe.

Einige Monate nach dieser Sitzung kam es erneut zu einem Vorfall mit Nacho. Luciana hatte sehr viel an diesem Thema gearbeitet, vor allem daran, nicht wieder die alte Rolle anzunehmen.

»Und, was ist passiert?«

»Ich habe zu ihm gesagt, dass er es sein ganzes Leben bereuen würde, wenn er mich auch nur anfasst.«

»Und wie hat er reagiert?«

»Er hat mich erstaunt angesehen, ich hatte ihn offensichtlich aus dem Konzept gebracht. Er hat gefragt, wie ich das meine. Und ich habe gesagt, dass ich ihn anzeigen würde. Ich hätte mich beraten lassen, und ich würde ohne zu zögern dafür sorgen, dass er verhaftet wird, wenn er mich noch einmal schlägt. Darauf hat er erwidert, er glaube nicht, dass ich zu so etwas imstande sei, und ich habe gesagt, das sei nichts im Vergleich zu dem, was er mir seinerzeit angetan hat.«

»Und dann?«

»Nichts – ich war selbst erstaunt. Er hat gesagt, ich sei ein elendes Miststück, und ist fortgegangen. Zwei, drei Stunden später ist er wiedergekommen und hat sich zu mir ins Bett gelegt. Er hat gesagt, er ist mir böse, und ich habe gesagt, ich bin auch böse auf ihn. Ein paar Minuten später – wir hatten beide kein Wort mehr gesagt – wollte er mich umarmen, aber ich habe ihn zurückgewiesen. Ich bin aufgestanden und habe mich zum Schlafen auf das Sofa im Wohnzimmer gelegt, ihm davor aber noch gesagt, er solle bitte nicht zu mir kommen. Und dass wir morgen in Ruhe darüber sprechen sollten.«

»Und wie haben Sie sich dabei gefühlt?«

»So gut wie noch nie.«

»So ist es, wenn man sich Respekt verschafft.«

»Gabriel, ich weiß nicht, ob ich noch mit Nacho zusammenleben kann.«

»Und was heißt das?«

»Ich habe ein bisschen Angst. Aber, na ja, ich muss ja wohl irgendwann älter und reifer werden, oder?«

Sie lächelte.

»Sie sind schon sehr viel reifer geworden, Luciana. Ich bin stolz auf das, was wir bereits zusammen geschafft haben«, sagte ich aufrichtig.

»Danke. Ich auch.«

Ihr Blick hatte sich verändert. Ihr Lächeln auch. Ich weiß, dass unsere Ungeheuer nie ganz sterben, aber so wie sie früher den Eindruck eines verängstigten Kindes gemacht hatte, wirkte sie nun wie eine erwachsene Frau, die imstande ist, für sich selbst die Verantwortung zu übernehmen. Vorläufig war es vielleicht nur eine Vorahnung dieses Zustands, etwas, woran noch gearbeitet werden musste, und doch wurde sozusagen allmählich die Luciana sichtbar, die sie irgendwann würde sein können. Dorthin waren wir gemeinsam unterwegs.

»Noch etwas: Ab der nächsten Sitzung wird sich unsere Zusammenarbeit verändern.«

»Inwiefern?«, sagte sie erwartungsvoll.

»Künftig werden Sie bei unseren Gesprächen auf der Couch liegen.«

»Wirklich?«, fragte sie und lachte. »Und ist das gut oder schlecht?«

»Das wissen Sie selbst.«

Wir sahen uns verschwörerisch lächelnd an. Zum letzten Mal saßen wir uns von Angesicht zu Angesicht gegenüber. Dann verabschiedeten wir uns. Ein neuer Abschnitt unserer gemeinsamen Arbeit stand bevor.

Zu diesem Zeitpunkt tauchte ein Mensch auf, der sich als äußerst hilfreich für Lucianas weitere Entwicklung erweisen sollte. Esther, die Freundin von Lucianas Mutter, an die Luciana sich auf der Suche nach Informationen über ihre Vergangenheit gewandt hatte, stand seither mit ihr in Kontakt. Esther war eine warmherzige und fürsorgliche Frau, die bald begriff, wie einsam Luciana war und was sie zeitlebens hatte entbehren müssen. Sie wurde nach und nach zu einer Art älteren Freundin für Luciana, oder, genauer gesagt, zu einer Ersatzmutter. Dass Esther keine eigenen Kinder hatte, erwies sich dabei möglicherweise als hilfreich – umso stärker war ihr Drang, sich um die Tochter ihrer Freundin zu kümmern und sie zu beschützen. Luciana wurde damit für Esther so etwas wie ein Ersatzkind.

Luciana ließ auch nicht mehr zu, dass Nacho sie schlug, und sie hatte ihm auch nicht mehr erlaubt, seine sexuellen Fantasien mit ihr auszuleben. Je selbstständiger Luciana wurde, desto schwächer wurde die Bindung zu Nacho, bis sie eines Tages den Entschluss fasste, bei ihm auszuziehen. Wo aber sollte sie unterkommen? Doch ganz unerwartet gab es eine Lösung für dieses Problem.

»Esther hat mir vorgeschlagen, zu ihr zu ziehen, wenn ich möchte. Sie hat eine große Wohnung, mit drei Zimmern, und sie lebt allein. Sie hat gesagt, ich würde ihr eine große Freude machen, wenn ich ihr Angebot annehme.«

»Und was werden Sie tun?«

»Ich denke, das ist im Augenblick die beste Lösung für mich. Wir verstehen uns wirklich sehr gut. Ich habe Esther sehr gern, und sie mich auch. Außerdem bräuchte ich kein Geld für die Miete zu bezahlen. Ich habe allerdings gesagt, dass ich die Hälfte der Unkosten übernehmen werde. Außerdem sehnt sie sich danach, den nächsten Abschnitt ihres Lebens mit jemandem zu teilen. Und ich glaube, dass auch ich ihr wichtige Dinge geben kann.«

Es freute mich natürlich sehr, so etwas von einer Patientin zu hören, die noch vor einigen Monaten verzweifelt verkündet hatte, dass sie zu nichts tauge und von niemandem geliebt werde.

Luciana trennte sich also von ihrem Freund und zog bei Esther ein, womit, wie ich zu behaupten wage, die bis dahin beste Zeit ihres Lebens beginnen sollte. Denn Esther war wirklich wie eine Mutter zu ihr und half ihr, eine Art von zwischenmenschlicher Beziehung aufzubauen, wie Luciana sie noch nie erlebt hatte.

Sie gingen zusammen einkaufen oder spazieren, aßen gemeinsam, liehen sich Filme aus, die sie zu zweit ansahen, und unterhielten sich ausgiebig bis spät in die Nacht. Ihre Beziehung wurde so eng, dass Luciana irgendwann geradezu ein schlechtes Gewissen bekam.

»Warum das?«

»Weil ich das Gefühl habe, dass ich sie mehr liebe als meine Mutter. Ich glaube, wenn sie jetzt krank würde, wäre ich nicht imstande, sie allein in der Wohnung zu lassen wie damals meine Mutter.«

»Vielleicht hat Esther sich das verdient.«

»Und meine Mutter nicht?«

»Was meinen Sie?«

»Ja, so ist es.«

»Dann brauchen Sie auch keine Gewissensbisse zu haben.«

»Ich habe aber trotzdem das Gefühl, mich meiner Mutter gegenüber schlecht zu verhalten.«

»Sehen Sie, im Leben kommt es nicht darauf an, ob man sich gut oder schlecht verhält, sondern angemessen. Manchmal muss man sich gut verhalten, um sich angemessen zu verhalten, manchmal aber auch schlecht.«

»Das verstehe ich nicht.«

»Stellen Sie sich vor, Sie würden zu einem Kind sagen, wenn es seine Hausaufgaben nicht macht, darf es nicht rausgehen. Und das Kind macht die Hausaufgaben nicht. Später kommen seine Freunde, um es zum Spielen abzuholen. Was machen Sie? Lassen Sie Ihr Kind rausgehen oder nicht?«

»Ich weiß nicht.«

»Angemessen wäre es, Sie würden Ihr Kind nicht gehen lassen. Würden Sie Ihr Kind jedoch, nur um die Gute zu sein, trotzdem gehen lassen, würden Sie damit mangelnde Konsequenz an den Tag legen, was sich langfristig als schlecht für Ihr Kind erweisen würde. Außerdem würden Sie ihm damit die Gelegenheit nehmen, etwas Unverzichtbares zu lernen: dass man für sein Tun die Verantwortung übernehmen muss. Glauben Sie nicht?«

»Doch.«

»Eben. Und im Leben steht man oft vor der Wahl, sich angemessen oder nicht angemessen zu verhalten. Und man trifft eine Entscheidung. In diesem Fall scheint es angemessen, dass Sie Esther mehr lieben als Ihre Mutter. Ihrer Mutter gegenüber mag Ihnen das schlecht vorkommen, aber Esther gegenüber wäre es unangemessen, wenn Sie sie nur wegen Ihres schlechten Gewissens gleich oder sogar schlechter behandeln würden als Ihre Mutter. Denn Esther geht so liebevoll und umsichtig mit Ihnen um, wie Sie es noch nie erlebt haben. Deshalb sollten Sie es sich auch zugestehen, sie ohne schlechtes Gewissen zu lieben. Esther hat es verdient. Und Sie selbst auch.«

Luciana und Esther lebten nach einiger Zeit fast wie Angehörige derselben Familie zusammen. Nacho belästigte Luciana noch eine Weile, indem er ihr E-Mails schickte oder Nachrichten auf ihrer Mailbox hinterließ. Als Luciana einmal aus dem Büro kam, sah sie ihn an der Ecke stehen und erschrak heftig.

»Ich weiß nicht, was ich machen soll.«

»Wie hätten Sie es denn gerne?«

»Ich möchte, dass er mich in Ruhe lässt.«

»Dazu wird es aber nicht kommen, wenn Sie die Entscheidung ihm überlassen. Sie werden also selbst etwas tun müssen.«

»Und was?«

»Wie haben Sie es denn bis jetzt hinbekommen?«

»Indem ich mich ihm entgegengestellt habe.«

»Dann werden Sie das wohl auch nun wieder tun müssen.«

»Lassen Sie mir ein bisschen Zeit.«

»Luciana, über Ihre Zeit entscheiden Sie, nicht ich. Nehmen Sie sich so viel Zeit, wie Sie brauchen, Sie müssen schließlich mit dieser Sache zurechtkommen, nicht ich.«

Luciana sorgte also dafür, dass Nachos E-Mails automatisch

in ihrem Spam-Ordner landeten, und legte sich eine neue Handynummer zu. Das ging gut, bis er eines Tages erneut vor ihrem Büroausgang auftauchte.

»Als ich ihn gesehen habe, bin ich erschrocken und habe die Straßenseite gewechselt. Zum Glück hatte er mich nicht gesehen. Aber als ich um die nächste Ecke gebogen war, bin ich stehen geblieben und habe mir gesagt, dass ich nicht mein ganzes Leben lang vor ihm weglaufen kann.«

»Und was haben Sie dann gemacht?«

»Ich bin umgekehrt und zu ihm gegangen. Innerlich habe ich gezittert, ganz ehrlich, aber ich habe mir gesagt: Luciana, lass es dir nicht anmerken. Ich bin vor ihm stehen geblieben und habe ihm ohne lange zu fragen ins Gesicht gesagt, dass ich ihn nie mehr sehen möchte. Dass er mich nicht mehr belästigen soll, und dass es das letzte Mal war, bei dem er ungeschoren davonkommt.«

»Und wie hat er reagiert?«

»Er hat mich überrascht angesehen und gefragt, ob ich verrückt bin. Ich habe geantwortet, dass ich verrückt war, als ich ihn mit mir anstellen ließ, wozu er Lust hatte. Da hat er ein Gesicht gemacht, wie ich es nur zu gut von ihm kenne – so war es immer, kurz bevor er ausgerastet ist.«

»Und haben Sie Angst bekommen?«

»Ja, natürlich, ich bin doch nicht verrückt«, sagte sie lächelnd. »Aber ich wusste, dass das die Gelegenheit war.«

»Und was haben Sie gemacht?«

»Ich habe ihn angelogen. Ich habe gesagt, ich hätte keine Angst. Und dass er ein Feigling sei, der sich gerne vor den Frauen aufspielt. Dass ich niemanden brauchen würde, der mich gegen ihn verteidigt, und dass es, falls das nicht reichen sollte, immer noch die Möglichkeit gebe, ihn anzuzeigen und verhaften zu lassen. Er hat mich angesehen, mich beschimpft und ist weggegangen.«

Sie seufzte erleichtert.

»Luciana, Sie haben einen großen Schritt nach vorn gemacht, wissen Sie das?«

»Ja, und ich bin glücklich darüber.«

»Sehr schön, das haben Sie verdient.«

Mehrere Monate vergingen, und Luciana genoss die neue Wirklichkeit, die sie sich geschaffen hatte, in vollen Zügen. Esther war ein wunderbarer Mensch, der sie liebte und sich um sie kümmerte. Endlich war Luciana zur Ruhe gekommen – zu einer fast schon gefährlichen Ruhe: Die Behaglichkeit ihres neuen Zustand drohte, den Fortgang der Analyse aufzuhalten.

Bei unseren Sitzungen kam es zu keinen neuen Erkenntnissen mehr. Ich musste mich anstrengen, um in ihrer Gegenwart aufmerksam und konzentriert zu bleiben, ja ich fing an, mich zu langweilen. Luciana kam, erzählte, wie gut sie sich fühlte, und ging wieder. Irgendetwas daran ließ mir keine Ruhe, zeitweilig fragte ich mich, ob es Sinn hatte, die Analyse fortzusetzen. Offenbar hatte Luciana ihr angestrebtes Ziel erreicht. Trotzdem hatte ich das Gefühl, dass etwas nicht stimmte.

»Wann sind Sie zum letzten Mal ausgegangen, Luciana?«

»Gestern. Ich war mit Esther im Kino.«

»Das meine ich nicht – mit einem Mann, wollte ich sagen.«

»Mein Bruder zählt da nicht, oder? Den habe ich nämlich am Samstag gesehen.«

»Nein, das zählt nicht.«

Sie lächelte.

»Wissen Sie, Gabriel? Ich bin so im Frieden mit der Welt,

ich fühle mich so gut – da möchte ich mir das Leben nicht unnötig schwer machen.«

»Das verstehe ich, und dazu haben Sie jedes Recht. Trotzdem frage ich mich, ob Sie sich nicht aus Angst so zurückhalten.«

»Stimmt schon, da ist etwas Wahres dran. Aber Sie kennen ja die Redensart: Ein gebranntes Kind scheut das Feuer.«

»Ja, das kenne ich. Aber solche Redensarten gehen davon aus – so scheint es mir zumindest –, dass alle Menschen gleich sind. Und so ist das nicht.«

»Sehen Sie, mir ist es in meinem Leben mit den Männern nicht gerade gut ergangen. Damit meine ich nicht nur die Sache mit Nacho. Soll ich es trotzdem weiter versuchen?«

»Diese Frage brauche ich zum Glück nicht zu beantworten, es kommt hier nicht darauf an, was ich machen würde, sondern was Sie machen. Versuchen Sie es noch einmal oder nicht?«

»Ich weiß es nicht, wirklich.«

»Gut. Aber vergessen Sie nicht: Nicht alle Männer sind gewalttätig. Im Gegenteil, die meisten sind es nicht. Und bedenken Sie auch, dass Sie selbst inzwischen eine andere Frau sind. Eine Frau, die ihren Wert kennt, die sich selbst liebt und die gelernt hat, sich Achtung zu verschaffen. Wer weiß, vielleicht wählen Sie die Männer jetzt anders aus. Denken Sie darüber nach.«

Sie nickte.

»Ja, das werde ich tun.«

»Sehr schön, dann lassen wir es vorläufig so stehen.«

Sie lachte.

»Was ist?«

»So wie damals, als wir diese ganz kurze Sitzung hatten,

wissen Sie noch? Aber keine Sorge, diesmal bin ich Ihnen nicht böse. Ich weiß jetzt, wie das funktioniert.«

Auch ich lächelte.

»Gut, das wurde aber auch Zeit, oder?«

»Ja, das glaube ich auch.«

Eineinhalb Monate danach erschien sie offenkundig bekümmert und verängstigt in meiner Praxis.

»Was ist los?«, fragte ich.

»Vor einiger Zeit haben wir doch darüber gesprochen, wie das mit mir und den Männern ist. Und was ist passiert?«

»Ich weiß nicht.« Ich stellte mich ahnungslos. »Sagen Sie es mir.«

Sie seufzte. »Ich habe einen Mann kennengelernt.«

»Erzählen Sie.«

»Ich hatte Ihnen doch gesagt, dass ich mit ein paar Freundinnen in dieses Konzert im Fußballstadion gehen würde, wissen Sie noch?«

»Ja, ich erinnere mich.«

»Waren Sie schon mal in so einem Konzert?«

»In einem Stadion? Nein, noch nie.«

»Und woanders?«

»Ja, natürlich. Aber bleiben wir beim Thema. Erzählen Sie weiter.«

»Ich habe das gefragt, weil man in so einem Fall schon lange vorher hingehen muss. Zuerst steht man in der Warteschlange, dann wird man reingelassen, sucht sich seinen Platz, und dann dauert es immer noch sehr lange, bis das Konzert anfängt.«

»Und?«

»Na ja, auf die Weise kommt man natürlich mit den Leuten um einen herum ins Gespräch, und so.«

»Und mit wem haben Sie sich unterhalten?«

»Nicht nur ich. Alle meine Freundinnen haben angefangen, sich zu unterhalten, ich war nicht die Einzige.«

Innerlich musste ich über ihre Antwort lächeln. Auf einmal kam sie mir wie ein Teenager vor. Aber das war auch kein Wunder. Luciana machte seit einiger Zeit das durch, was manche Psychologenschulen als »emotionales Nacharbeiten« bezeichnen. Das heißt, mit Esther versuchte sie, wenn man so will, eine andere, bessere Art von Mutter-Tochter-Beziehung aufzubauen als die, die sie mit ihrer eigentlichen Mutter gehabt hatte. Und daneben kam auch für sie irgendwann der Zeitpunkt, die typischen Flirtspielchen Jugendlicher auszuprobieren.

»Also gut, Sie alle.«

»Ja, natürlich. Wir haben uns also mit einer Gruppe junger Männer unterhalten. Und mit einem habe ich mich schnell sehr gut verstanden.«

»Jetzt kommen wir der Sache näher.«

»Machen Sie sich nicht über mich lustig.«

»Das mache ich nicht.«

»Doch, aber egal. Ja, wir kommen der Sache näher. Er heißt Juan.«

Schweigen.

»Und?«

»Zuerst wollte ich mich auf gar kein Gespräch einlassen.«

»Aber?«

»Aber dann habe ich an das gedacht, woran wir gerade arbeiten, und da habe ich es mir anders überlegt. Bis jetzt ist es immer gut gegangen, wenn ich das umgesetzt habe, was ich hier bei der Analyse erkannt hatte. Warum sollte es diesmal anders sein? Aber ehrlich gesagt habe ich wahnsinnige Angst.«

»Das verstehe ich. Nach Ihren Erfahrungen mit Nacho ist auch nichts anderes zu erwarten, und das ist sogar eine sehr gesunde Reaktion, würde ich sagen. Trotzdem ist es wichtig, dass Sie sich durch die Angst nicht lähmen lassen.«

»Ja. Deshalb habe ich mich dann auch auf die Unterhaltung eingelassen. Zuerst ist mir das gar nicht so leicht gefallen, aber nach einer Weile wurde ich immer entspannter, und irgendwann war es richtig lustig.«

Schweigen.

»Und was war noch?«

»Das Konzert war super.«

»Ach ja? Freut mich für Sie, und wie!«

Sie lächelte. »Also gut … Ich habe ihm meine Telefonnummer gegeben. Das war am Samstag.«

»Und heute ist Mittwoch. Hat er Sie noch nicht angerufen?«

»Doch. Am Sonntag hat er angerufen und gefragt, ob ich Lust habe, mit ihm auszugehen. Aber ich habe mich nicht getraut. Gestern hat er wieder angerufen, und ich habe gesagt, ich gebe ihm heute Bescheid.« Sie merkte, dass ich lächelte. »Ja. Na und? Mir war es wichtig, vorher noch einmal hierherzukommen. Ist das schlecht?«

»Nein. Das hier ist in der Tat der Ort, wo Sie über bestimmte Entscheidungen nachdenken können und sollen. Ich finde es also gut.«

Ich machte eine kleine Pause.

»Und was haben Sie vor?«

»Ich sollte mit ihm ausgehen, oder?«

»Fragen Sie nicht mich, was Sie tun sollen. Fragen Sie lieber sich selbst, was Sie tun möchten.«

Schweigen.

»Er gefällt mir. Aber ich habe Angst.«

»Das kann ich mir vorstellen.«

Erneutes Schweigen.

»Also gut, ich werde mich mit ihm treffen. Aber Sie müssen mir versprechen, dass es gut ausgeht.«

Sie hatte ein großes Sicherheitsbedürfnis. Aber trotzdem würde ich diese Rolle nicht annehmen.

»Das kann ich Ihnen nicht versprechen, Luciana. Ich bin kein Hellseher. Dafür kann ich Ihnen sagen, dass Sie inzwischen so weit sind, dass Sie sich ohne Weiteres selbst um Ihre Dinge kümmern können. Außerdem steht es Ihnen frei, wenn Sie kein gutes Gefühl bei der Sache haben, das Ganze wann immer Sie wollen abzubrechen.«

All das war Luciana sehr wohl bewusst. Und das war nicht selbstverständlich.

Doch bei der nächsten Sitzung zeigte sie sich etwas enttäuscht.

»Ich bin mit Juan ausgegangen. Wir waren in einem Jazzkonzert in einem Pub.«

»Und, wie war's?«

»Gut, sehr gut. Er ist wirklich sehr nett.«

»Schön, das freut mich. Aber trotzdem wirken Sie ein bisschen niedergeschlagen – warum?«

»Weil er mich anschließend nach Hause gebracht hat. Bis dahin war es wirklich ein toller Abend gewesen. Aber als wir bei mir ankamen, hat er geparkt, und wir haben uns noch ein wenig unterhalten und dann …«

»Ja?«

»Dann hat er sich zu mir gebeugt und mich geküsst.«

Schweigen.

»Und was war dann?«

»Es hat mir nicht gefallen. Das wollte ich nicht. Nur weil

ich einmal mit jemandem ausgegangen bin, brauche ich nicht gleich mit ihm zu knutschen, oder?«

»Stimmt.«

Sie dachte eine Weile nach.

»Ich glaube, ich war einfach noch nicht so weit. Oder Juan ist nicht der Richtige für mich.«

Sie verstummte. Angst hatte sie offensichtlich keine, aber sie war traurig.

»Luciana, niemand kann garantieren, dass in der Liebe alles hundertprozentig klappt, glauben Sie nicht?«

»Das verstehe ich nicht.«

»Ich meine, Juan ist seit Langem der erste Mann, mit dem Sie ausgegangen sind. Es hat nicht geklappt. In Ordnung. Wenn es mit ihm nicht ging, kann es trotzdem später mit jemand anderem funktionieren. Wichtig ist, dass Sie sich getraut haben. Sie sind mit jemandem ausgegangen, es war schön und hat Spaß gemacht. Niemand hat etwas getan, was Sie nicht wollten. Sie sind so respektiert worden, wie Sie sind, und das ist mehr, als Sie sonst erlebt haben, oder nicht?«

»Doch.«

»Also war es eine gute Erfahrung, würde ich sagen.«

Sie überlegte. »Sie haben recht, aber schade ist es trotzdem.«

»Warum sagen Sie das?«

»Weil Juan wirklich ein toller Typ ist.«

»Alles klappt eben nicht immer.«

»Stimmt, es kann nicht immer alles klappen.«

Bald danach wurde Luciana Mitglied eines Laienchores. Endlich hatte sie eine Gruppe von Menschen gefunden, denen sie sich zugehörig fühlen konnte. Schon bald nahm sie an den ersten Aufführungen teil. Esther und Lucianas Geschwister gingen zu einem dieser Konzerte und trauten ihren Augen kaum, als sie die schüchterne, in sich gekehrte junge Frau auf einmal auf einer Bühne singen und tanzen sahen.

»Schön, dass Ihre Geschwister auch ins Konzert gekommen sind.«

»Ja, das hätte ich nicht gedacht. Ein bisschen aufgeregt war ich schon. Aber es hat alles super geklappt.«

Sie verstummte.

»Was ist? Woran denken Sie?«

»Sie werden lachen.«

»Wieso? Erzählen Sie, dann werden wir ja sehen.«

»Erinnern Sie sich noch an Juan?«

Ich dachte einen Augenblick nach.

»Der Typ von dem Konzert im Stadion?«

»Ja.«

»Was ist mit ihm?«

»Also, ich hatte ihn auch eingeladen, und er ist gekommen.«

»Das ist aber schön, oder?«

»Ja, wirklich.«

»Schließlich mochten Sie ihn doch, und auch wenn er Ihnen als Mann vielleicht nicht gefallen hat, heißt das nicht, dass sie nicht befreundet sein können.«

»Wissen Sie was?«

»Nein.«

»Als ich ihn diesmal gesehen habe, war es irgendwie anders.«

»Inwiefern?«

»Ich weiß nicht, ich fand ihn irgendwie attraktiver. Als ich auf der Bühne stand, hat er mich von seinem Platz aus gegrüßt.

Nach dem Konzert bin ich zu ihm gegangen, und wir haben uns lange unterhalten. Das war sehr schön. Aber, wie gesagt, meine Geschwister waren da, und deshalb musste ich mich irgendwann von ihm verabschieden und zu ihnen gehen.«

Schweigen.

»Entschuldigen Sie, aber wo ist das Problem?«

»Wir treten erst in drei Monaten wieder auf.«

»Und?«

»Ich würde ihn gerne schon vorher wiedersehen.«

»Und warum rufen Sie ihn dann nicht an?«

»Ich?«

»Wer sonst?«

Schweigen.

»Was ist?«

»Er wird mich hysterisch finden …«

»Wieso?«

»Weil ich, als wir uns damals geküsst haben, zu ihm gesagt habe, dass ich das so nicht will, und dass wir uns, wenn, dann nur als Freunde wiedersehen sollten. Und wenn ich ihn jetzt anrufe, was soll er dann denken?«

»Luciana, Sie sehen das jetzt anders als damals, oder?«

»Ja.«

»Sagen Sie es ihm. Er braucht deswegen nicht schlecht von Ihnen zu denken, so etwas kommt vor.«

Erneutes Schweigen. »Ich weiß nicht.«

»Wovor haben Sie Angst?«

»Und wenn er mich zurückweist?«

Ich ließ einige Sekunden verstreichen.

»Das kann passieren.«

Sie überlegte eine Weile.

»Gabriel.«

»Ja?«

»Ich habe Angst, dass ich wieder von einem Mann zurückgewiesen werde.«

Ich merkte, dass sie unsicher wurde. Aber diesmal hatte sie ihre Ängste offensichtlich im Griff, und das war ein gutes Zeichen. Sie war sehr wohl imstande, weiter kontrolliert nachzudenken.

»Luciana, es ist durchaus möglich, dass Sie von einem Mann zurückgewiesen werden. Ebenso gut kann es sein, dass Sie ihn zurückweisen. Das ist eine der Herausforderungen, die dazugehören, wenn man lebt, wenn man Leute kennenlernt, wenn man es riskiert, mit anderen Menschen Beziehungen einzugehen. Wenn beide aneinander Gefallen finden, wunderbar, wenn nicht, Pech gehabt. Sie dürfen deshalb aber nicht alle Männer, mit denen Sie vielleicht künftig eine Beziehung eingehen werden, in eine Reihe mit denen stellen, die Sie in der Vergangenheit nicht angenommen haben. Juan ist weder Fernando noch Roberto noch Walter, er ist weder Ihr Vater noch Ihr Bruder. Juan ist einfach Juan. Ein Mann, der Ihnen gefällt. Wenn er Sie zurückweist, schade. Aber die Welt geht davon trotzdem nicht unter.«

Schweigen.

»Dann rufe ich ihn also an?«

»Ich weiß nicht. Machen Sie, was *Sie* möchten.«

»Puh, früher haben Sie Ihre Meinung aber deutlicher geäußert.«

»Früher war meine Meinung wichtiger für Sie. Jetzt können Sie für sich selbst denken. Jetzt sind Sie keine verschüchterte Frau mehr, die mit dem Gefühl durchs Leben geht, der letzte Dreck zu sein. Inzwischen wissen Sie, was Sie als Mensch wert sind.«

»Und wenn er nein sagt?«

»Das wäre schade, aber dann ist es eben so.«

»Danke, Sie sind ein echter Freund.«

Luciana rief also Juan an, und der war hocherfreut. Sie begannen eine Beziehung, und so wie Luciana schon mit Esther hatte entdecken können, dass eine andere Art des Miteinander möglich ist, erfuhr sie nun mit Juan, dass sie auch auf gesunde Art geliebt werden konnte, und dass Leidenschaft nicht zwangsläufig die Form von Nachos abartigen Ausschweifungen annehmen muss.

Nach einem halben Jahr überlegten sie, ob sie zusammenziehen sollten.

»Ist das zu schnell?«

»Ich weiß es nicht.«

»Wenn Sie Juan vor sechs Monaten kennengelernt hätten, würden Sie dann jetzt mit ihm zusammenziehen?«

»Luciana, ich würde auch nach zehn Jahren nicht mit Juan zusammenziehen.«

Sie lachte.

»Einverstanden. Aber machen Sie sich nicht über mich lustig.«

»Ich mache mich nicht über Sie lustig«, erwiderte ich lachend, »aber Sie stellen manchmal Fragen ...«

»Ich bin eben verunsichert.«

»Das stimmt nicht.«

»Wie meinen Sie das?«

»So wie ich es sage: dass Sie nicht verunsichert sind. Sie sind sich sicher, dass Sie mit Juan zusammenziehen möchten. Aber Sie haben Angst, dass es nicht klappen könnte.«

»Ja, das stimmt.«

»In der Liebe ist aber nie etwas garantiert. Das Risiko werden Sie eingehen müssen.«

Sie dachte einen Augenblick nach. »Sie haben recht.«

Dann schwieg sie. Ich merkte, dass sie unruhig war und sich Sorgen machte.

»Aber das ist noch nicht alles, oder täusche ich mich?«

»Ich wundere mich immer wieder, wie gut Sie mich kennen…«

»Was ist es? Sagen Sie nur.«

»Esther.«

Diese Antwort überraschte mich.

»Was ist mit Esther?«

»Ich habe Angst, dass sie das Gefühl hat, ich würde sie verlassen.«

Da war sie wieder, die alte Geschichte… Es ist tatsächlich nahezu unmöglich, die Gespenster der Vergangenheit loszuwerden. Luciana machte erneut die Gefühlsverwirrung durch, die sie erlebt hatte, als sie von ihrer Mutter zu Nacho gezogen war. Trotzdem war es diesmal anders.

»Luciana, ich glaube, Sie holen da einen alten Konflikt aus der Versenkung.«

»Wie meinen Sie das?«

»Dass Sie noch einmal das durchmachen, was Sie erlebt haben, als Sie von zu Hause ausgezogen sind, um zu Ihrem Exfreund zu ziehen. Dass Sie Angst haben, Sie könnten Esther verlassen, so wie Sie damals geglaubt haben, Sie würden Ihre Mutter verlassen. Aber so ist das nicht. Juan ist nicht Nacho, und Esther ist nicht Elena, und wenn Sie erlauben: Sie sind auch nicht mehr die Luciana von damals. Diesmal ist das alles anders. Ihre Beziehung zu Esther ist viel gesünder, Esther wird sie verstehen. Außerdem bleiben Sie ja in Kontakt. Diesmal brauchen Sie sich nicht zwischen zwei Möglichkeiten zu entscheiden, diesmal kommt einfach etwas hinzu. Sie haben inzwischen eine neue Familie: Juan und Esther. Und Sie tun niemandem weh und verlassen niemanden. Sie arbeiten einfach an Ihrer Zukunft.«

Ich machte eine Pause, damit sie meine Worte verarbeiten konnte.

»Luciana, was man nicht gelöst hat, das wiederholt sich. Aber diese Sache aus Ihrer Vergangenheit haben wir ausreichend bearbeitet, würde ich sagen. In der Hinsicht brauchen Sie sich also keine Sorgen zu machen, das wird Ihnen so nicht noch einmal passieren.«

Zwei Monate später zog Luciana zu Juan. Nachdem die Wirklichkeit nicht immer so rosig ist, wie man sie sich zuvor ausgemalt hat, mussten die beiden viele Schwierigkeiten meistern und mehrere große Krisen durchstehen, bis sich ihre Partnerschaft stabilisiert hatte. Aber zuletzt schafften sie es.

Fast ein Jahr danach erschien Luciana wie gewohnt in meiner Praxis und ließ sich auf dem Sofa nieder.

»Ich muss Ihnen etwas sagen, was noch nicht einmal Juan weiß.«

»Ich höre.«

Sie holte tief Luft.

»Ich bin schwanger«, sagte sie und brach in Tränen aus.

Aber es waren keine Tränen der Angst, Luciana war nur sehr bewegt. Und dass sie eine so wichtige Neuigkeit als Erstes mit mir teilte, empfand ich als große Ehre.

»Warum weiß Juan es noch nicht?«

»Ich habe den Test gerade erst gemacht, bevor ich hierhergekommen bin.«

»Und freuen Sie sich?«

Sie war so bewegt, dass sie nicht weitersprechen konnte. Ich ließ ihr Zeit, um sich zu beruhigen. Wie bei unserer ersten Begegnung wischte sie sich schließlich mit den Ärmeln ihrer Bluse die Tränen aus dem Gesicht. Und doch war ein Riesenunterschied zwischen diesen Tränen und denen von vor fast drei Jahren.

»Gabriel, ich habe Angst.«

»Wovor?«

»Dass ich keine gute Mutter sein werde.«

»Diese Angst kann ich gut verstehen, Luciana. Jeder Mensch hat Angst bei der Aussicht, Vater oder Mutter zu werden. Das ist gesund und unvermeidlich.«

»Und was meinen Sie?«

Immer wieder kam sie mit diesen so direkten Fragen. Und jedes Mal stellte sich mir dann das Problem, ob ich sie ebenso direkt beantworten sollte.

»Ich weiß nicht, ob Sie eine gute Mutter sein werden oder nicht, Luciana. Aber ich weiß, dass Sie durchaus in der Lage dazu sind. Sie sind ein großartiger Mensch, jemand, der kämpfen kann und der sehr schwierige Situationen durchgestanden und sich mit viel Mut seinen Ängsten gestellt hat. Sie haben Schreckliches hinter sich gelassen, und heute haben Sie einen Menschen an der Seite, der sie liebt und achtet. Was soll ich sagen? Sie verfügen über alles, was man braucht, um eine großartige Mutter zu sein. Trotzdem gilt auch in diesem Fall…«

»Ja, ich weiß: Ich muss weiter hart an allem arbeiten.«

Im fünften Monat ihrer Schwangerschaft berichtete Luciana, dass Juan sie gefragt habe, ob sie ihn heiraten wolle, und einen

Monat später fand die Hochzeit statt. Am Tag darauf – noch bevor sie in die Flitterwochen fahren wollten – kam Luciana in meine Praxis.

Sie ließ sich mir gegenüber auf einem Stuhl nieder. Wegen der Schwangerschaft legte sie sich schon seit drei Sitzungen nicht mehr auf die Couch – so war es bequemer für sie.

Sie sah mich lächelnd an. Ein paar Tränen glitzerten in ihren Augen. Schweigend strich sie sich zärtlich über den Bauch. Dann holte sie ihr neues Familienstammbuch aus der Handtasche. Sie schlug es auf und hielt es mir hin.

Dann fing sie gerührt an zu weinen.

»Das ist mein neuer Nachname. Endlich ein richtiger Nachname.«

Ich konnte nichts sagen. Ich war selbst tief bewegt. Tränen liefen ihr übers Gesicht, aber diesmal wischte sie sie nicht fort. Sie sah mich an, und ich spürte, dass auch meine Augen feucht wurden.

Familie, Verlust, Scheitern

Rodolfos Geschichte

Avenida Rivadavia, Ecke Calle Rincón. Café de los Angelitos, Punkt elf Uhr. Es war ein schöner, frischer, sonniger Herbstmorgen. Ein Wetter, wie ich es liebe, so wie ich auch, ich muss es zugeben, den Lärm, die Unordnung, das Chaos der Stadt Buenos Aires liebe, die eine geradezu magische Wirkung auf mich ausübt. Mit dieser Stadt geht es mir wie mit manchen Menschen: Man muss sich einfach auf sie einlassen. Und nachdem ich es gewohnt bin, nach Verborgenem Ausschau zu halten, gelingt es mir auch immer wieder, die geheime Schönheit von Buenos Aires neu zu entdecken.

Ich betrat die Bar, in der ich mit einem befreundeten Kollegen verabredet war. Er müsse unbedingt mit mir reden, hatte er gesagt, als er anrief, und entsprechend gespannt war ich, was er mir zu sagen hatte. Ich setzte mich an einen Tisch am Fenster, bestellte einen Kaffee und genoss die Musik, die gerade lief, *Eternos Interiores*, ein Tango von Federico Mizrahi und Fernando Rabih. Fünf Minuten später sah ich meinen Freund hereinkommen.

»Pünktlich wie ein guter Analytiker«, begrüßte ich ihn.

»Das versteht sich von selbst«, erwiderte er und nahm mir gegenüber Platz. »Und, wie geht's?«

»Gut. Vor allem, weil ich mir erlaubt habe, mir an diesem Vormittag einfach mal freizunehmen.«

Er bestellte einen Café Cortado, gab zwei Löffel Zucker hinein, rührte um und starrte in seine Tasse. Er hieß Fernando und war ein Psychologe, den ich sehr bewunderte. Er arbeitete auf einem Gebiet, das mir weitgehend verschlossen ist: psychoanalytische Suchttherapie. Wir hatten uns einige Zeit zuvor in einer Arbeitsgruppe kennengelernt. Er war ein großartiger Analytiker, scharfsinnig und einfallsreich und jederzeit bereit, wenn es ihm nötig schien, mutig die Grenzen der herkömmlichen Lehrmeinungen zu überschreiten. Nach mehreren Unterhaltungen war ich beeindruckt von seinen Kenntnissen und Fähigkeiten. Zugleich entwickelte sich zwischen uns eine enge Freundschaft.

»Ich nehme an, es hat einen besonderen Grund, dass du mich so schnell treffen wolltest. Geht es um etwas Berufliches oder etwas Persönliches?«

»Sowohl als auch, würde ich sagen.«

»Könntest du dich etwas deutlicher ausdrücken, bitte?«

Er trank einen Schluck Kaffee und sagte dann: »Also, Gabriel, gerade weil es um etwas Persönliches und Berufliches zugleich geht, habe ich dich angerufen.«

»Das heißt ...«

»Ich weiß, du hast keine Zeit zu gar nichts, aber auf einen Versuch wollte ich es trotzdem ankommen lassen.«

»Worum geht es denn nun?«

»Um jemanden, der schon einmal eine Analyse gemacht hat und jetzt weitermachen möchte.«

»Ich kann dir Marcelas Telefonnummer geben, er soll dort anrufen und bekommt dann einen Termin für ein Vorstellungsgespräch bei einem Analytiker aus meinem Team.«

»Nein.«

»Wieso nein?«

»Ich möchte, dass du ihn behandelst.«

Fernando war nicht nur ein hervorragender Analytiker, er ging bei der Arbeit auch immer sehr respektvoll mit seinem Gegenüber um und konnte andere Menschen hervorragend einschätzen. Mir war also klar, dass er mich nicht um diesen Gefallen gebeten hätte, wenn es nicht um etwas wirklich Wichtiges gegangen wäre.

»Dann erzähl doch mal ...«

»Der Mann heißt Rodolfo. Ich mag ihn sehr, und er ist ein ganz besonderer Mensch. Er macht gerade eine schwierige Zeit durch, und er reagiert normalerweise ziemlich heftig auf alles, was ihm zustößt. Er kennt dich von deiner Radiosendung und ... Na ja, wie die Leute sich ihre Idealbilder zurechtlegen, brauche ich dir wohl kaum zu erklären.« Er trank wieder einen Schluck Kaffee und fuhr fort: »Neulich war er bei mir, und wir haben uns unterhalten. Er machte keinen guten Eindruck, und deshalb habe ich ihm geraten, zu einem Psychologen zu gehen. Du weißt, viele Leute reagieren in so einem Fall beleidigt und sagen, sie sind doch nicht verrückt. Bei Rodolfo ist das nicht so, er hat viel Erfahrung mit der Psychoanalyse – auf der Couch ist er ein alter Hase, wenn du so willst. Allerdings hat er gesagt, er möchte unbedingt mit dir als Analytiker arbeiten. Ich wusste erst nicht, ob ich ihm sagen soll, dass ich dich kenne und dass wir befreundet sind – ich wollte ihm keine falschen Hoffnungen machen. Aber dann habe ich mir gedacht, warum eigentlich nicht? Und so habe ich es ihm schließlich doch verraten.«

»Und?«

»Er war total begeistert. Und deshalb bin ich jetzt hier und nerve dich.«

»Du nervst mich überhaupt nicht.«

»Danke, Gabriel«, sagte er und sah mich an. »Ich fände es

großartig, wenn du wenigstens die üblichen Aufnahmegespräche mit ihm machen könntest. Wenn du dann siehst, dass es nicht geht oder dass er kein Patient für dich ist, schickst du ihn zu jemand anderem. Was meinst du?«

Ich sah ihn amüsiert an. »Ich meine, dass du mich niemals um diesen Gefallen bitten würdest, wenn du nicht überzeugt wärst, dass er ein Patient für mich ist. Außerdem merke ich, dass er für dich ein sehr wichtiger Mensch ist. Also gut, gib ihm meine Telefonnummer.«

»Danke.« Fernando lächelte. »Wirklich, vielen Dank.«

»Ach was, eigentlich bin ich dir viel mehr schuldig.«

Anschließend unterhielten wir uns über andere Dinge. Genaueres über Rodolfo wollte ich vorerst nicht wissen, mir ist es lieber, ich lerne meine Patienten selbst kennen. Außerdem lasse ich mich gerne überraschen, und gerade am Anfang bin ich von vielen Leuten oftmals sehr beeindruckt – jeder Patient ist eine Welt für sich, die es zu entdecken gilt. Und meinem Freund war es in der Tat gelungen, mich neugierig zu machen: Was für ein Mensch war wohl dieser Rodolfo? Mit was für Ängsten schlug er sich herum, was machte ihm so sehr zu schaffen? Das fragte ich mich noch den ganzen Rest des Tages, während ich auf Rodolfos Anruf wartete. Er meldete sich am nächsten Morgen, und wir machten einen ersten Termin aus. Seine Stimme klang fest und entschlossen. Er machte nicht den Eindruck, als würde er kurz vor dem Zusammenbruch stehen. Aber, wie man so sagt, der Schein trügt. Erst recht in diesem Fall.

Rodolfo war schon zehn Minuten vor der verabredeten Zeit da. Ich brachte gerade eine Patientin an die Tür und sah ihn im Wartezimmer sitzen.

»Dieser Mann wartet auf Sie«, sagte meine Sekretärin.

Ich sah ihn an und lächelte. »Ich bin gleich für Sie da.«

Er lächelte zurück. Ich verabschiedete die Patientin und ging dann zu ihm. »Sie sind Rodolfo, nehme ich an.«

Er stand auf.

»Ja. Freut mich.«

Er sah mir in die Augen und gab mir die Hand. Wie schon am Telefon machte er einen sicheren und entschlossenen Eindruck. Besonders groß war er nicht, etwa einen Meter siebzig, vielleicht ein wenig mehr. Er hatte blondes Haar, helle Augen und einen tiefen, durchdringenden Blick. Besonders herausgeputzt für diese Gelegenheit hatte er sich nicht, er war elegant, aber auch ein wenig nachlässig gekleidet. Gemeinsam begaben wir uns in mein Behandlungszimmer.

»Schön, dass Sie hier sind, Rodolfo. Fernando hat mir nur das Beste über Sie erzählt. Außerdem hat er gesagt, dass er es gut fände, wenn wir beide uns einmal unterhalten würden«, erklärte ich zur Begrüßung.

»Fernando schwärmt für mich. Und ich für ihn. Aber deswegen bin ich nicht hier, so schön es wäre.«

Fernando hatte gesagt, dass Rodolfo viel Erfahrung mit der Psychoanalyse habe, und ich stellte fest, dass er recht hatte. Rodolfo übersprang all die beruhigenden Floskeln, mit denen man für gewöhnlich erst einmal das Eis zu brechen versucht, und kam sofort zur Sache.

»Mir geht's schlecht. Und ich muss ein ziemlicher Idiot sein – ich weiß jedenfalls nicht, wieso es einem sonst mit fünfundvierzig Jahren dermaßen schlecht gehen kann, nur weil einem die Freundin den Laufpass gegeben hat.«

»Soweit ich sehe, gibt es hier gleich vier Probleme: Es geht Ihnen schlecht, Sie sind ein Idiot, Sie sind fünfundvierzig

Jahre alt, und Ihre Freundin hat Sie verlassen. Womit sollen wir anfangen?«

Er lachte.

»Also gut, wo wir schon einmal dabei sind, würde ich vorschlagen, wir fangen mit der Freundin an. Schließlich reden Männer über kurz oder lang immer über Frauen, oder?«

Ich lächelte.

»Sieht so aus. Dann erzählen Sie mal, bitte.«

»Sie heißt Julieta. Wir waren fast zwei Jahre zusammen.«

»Und was ist dann passiert?«

»Das Gleiche wie immer, nehme ich an … Die Zeit vergeht und …«

Wieder musste ich lächeln. »Von Ihren philosophischen Erkenntnissen abgesehen muss aber noch mehr passiert sein, nehme ich an.«

»Ja, jede Menge.«

»Und, wollen Sie darüber sprechen?«

»Ja, deswegen bin ich schließlich hier, nehme ich an.«

Er holte tief Luft und fing an, von seiner Freundin zu erzählen. Sie hatten sich zwei Jahre zuvor bei der Arbeit kennengelernt. Julieta gefiel ihm auf Anhieb, sie hatte einen dunklen Teint, war neununddreißig Jahre alt, groß und attraktiv. Sinnlich und sehr gebildet. Letzteres hob er besonders hervor.

»Gebildet oder intelligent? Diese Eigenschaften treten schließlich nicht automatisch gleichzeitig auf.«

»Gebildet auf jeden Fall. Was die Intelligenz angeht …« Er zögerte. »Da hatte ich manchmal so meine Zweifel.«

»Wie meinen Sie das?«

»Julieta ist jemand, der es sehr weit gebracht hat. Sie kommt aus einer schwerreichen Familie. Ihr Vater ist Anwalt und mischt immer mehr in der Politik mit. Seine Kinder hat er nur auf die besten Schulen geschickt. Und Julieta ist inzwischen fast so weit, dass sie seine Geschäfte übernehmen könnte, falls er eines Tages ganz in die Politik wechseln sollte. Sie ist viel gereist und kennt alles, was man kennen muss, um sich als gebildet betrachten zu können: die Pyramiden, die Seinebrücken, das Kolosseum in Rom, und so weiter und so fort.«

»Ah ja. Kennen Sie diese Dinge auch?«

»Nur das Kolosseum-Theater in der Avenida Corrientes ...«

Ich lächelte. »Und machte Ihnen dieser Unterschied zwischen Ihnen etwas aus?«

»Nein«, erwiderte er hastig. »Soll sie doch so viele Reisen machen, wie sie will. Wichtig ist nur« – er tippte sich an die Stirn – »was einer hier hat. Und in der Hinsicht brauche ich sie, glaube ich, nicht zu beneiden.«

Schweigen.

»Und wie war Ihre Beziehung zu Julietas Familie?«

»Gut, ich muss allerdings zugeben, dass ich eigentlich nicht allzu viel mit diesen Leuten zu tun hatte.«

»Wie meinen Sie das?«

»Sie sind nett, aber für meinen Geschmack ein bisschen oberflächlich. Ich habe ziemlich viel Zeit mit ihnen verbracht, aber ich hatte nie das Gefühl, wirklich dazuzugehören. Natürlich ist es schön, wenn man erzählt bekommt, was es alles Tolles auf der Welt gibt. Aber ...«

»Aber was?«

»Aber wichtig ist doch auch, dass man über die Schwierigkeiten hierzulande spricht, bei uns in Argentinien. Und das war mit ihnen nicht möglich.« Schweigen. »Ich komme aus sehr einfachen Verhältnissen. Ich weiß, was es bedeutet, wenn es einem schlecht geht. Wenn man von früh bis spät ackern muss, und trotzdem reicht das Geld nicht. Darum hatte ich bei dieser Art von Unterhaltung immer ein unangenehmes Gefühl, ich konnte nichts dagegen tun.«

»Es hat Ihnen also etwas gefehlt …«

Er nickte.

»Vielleicht habe ich deshalb vorhin gesagt, dass ich, was Julietas Intelligenz angeht, so meine Zweifel habe. Was wichtige Themen betrifft, waren wir so unterschiedlicher Ansicht, dass ich heute gar nicht mehr begreifen kann, wie ich so viel Zeit mit diesen Leuten verbringen konnte.«

»Na gut, es war eben die Familie Ihrer Freundin.«

»Genau, aber was soll's, ich wusste ja, dass es auch noch eine andere Welt gibt. Am Anfang hatte ich allerdings versucht, mich anzupassen. Bis ich irgendwann das Gefühl bekam, ich tue nicht mehr das, was ich selbst will.« Er lächelte.

»Inwiefern? Wie war das?«

»Plötzlich kam es mir total idiotisch vor, so viel Geld für Kleidung und Restaurants auszugeben. Als hätte ich, ohne es zu merken, die ganze Zeit versucht, einer von ihnen zu werden. Aber das hat nicht geklappt.«

»Warum nicht?«

»Weil ich nicht so bin.« Er machte eine kurze Pause. »Ich weiß noch, wie ich mich eines Tages im Spiegel angesehen habe, und auf einmal habe ich mich geschämt.«

»Und warum das?«

»Weil ich nicht der Typ da vor mir im Spiegel war. Das war nur eine Rolle, auf die ich mich eingelassen hatte, um von den anderen angenommen zu werden und nicht aus der Reihe zu tanzen. Zum Glück weiß ich aber genau, wer ich bin und woher ich komme. Also habe ich das ganze Theater schnell wieder aufgegeben.«

»Und dann?«

»Dann habe ich versucht, Julieta meine Welt nahezubringen, eine Welt, die gerade mal zwanzig Querstraßen von dem Reichenviertel Recoleta beginnt, in dem sie zu Hause ist. Ich setze mich für ein Elendsviertel ein – ich habe dort mehrere Patenschaften übernommen. Ich zahle das Schulgeld für die Kinder, und ab und zu unternehme ich etwas mit ihnen. Ich habe Julieta gebeten, zu einem meiner Ausflüge mitzukommen und die Leute kennenzulernen.«

»Und wie hat sie reagiert?«

»Sie fand die Idee nicht so toll. Das heißt, eigentlich hat sie sich gar nicht dafür interessiert. Für die Leute dort – genau genommen sind das ja meine Leute – hatte sie letztlich bloß Verachtung übrig.« Er machte erneut eine kurze Pause. »Es war ein bisschen wie in einer billigen Telenovela, nur dass es anders ausgegangen ist als im Fernsehen.«

»Inwiefern?«

»Sie hat gesagt, wenn das so ist, wird sie mit mir nicht glücklich. Sie sei bereit, mir Zugang zu einer schöneren Welt zu verschaffen, aber ob ich dort dazugehören möchte oder nicht, sei meine Entscheidung. Wir haben eine Zeit lang gestritten, und dann hat sie mich verlassen. Einfach so, als ob ihr überhaupt nichts an mir liegen würde.«

Ein längeres Schweigen trat ein. Ich gestand es ihm zu.

»Na ja«, sagte er schließlich, »wenigstens bin ich jetzt wieder ich selbst. Sehen Sie.«

Er strich mit beiden Händen über seinen Körper. Er wollte offensichtlich, dass ich etwas über sein Aussehen sagte, aber ich ließ mich auf das Spiel nicht ein.

»Was müsste ich Ihrer Ansicht nach bei Ihrem Anblick erkennen?«, fragte ich stattdessen.

»Wie ich in Wirklichkeit bin.«

»Ach ja? Versuchen wir es doch einmal umgekehrt. Sehen Sie sich selbst an und sagen Sie, ob der, den Sie sehen, tatsächlich Sie selbst sind und ob Sie sich gefallen.«

Er sah an sich hinab.

»Nein, auch das bin nicht ich selbst.«

»Ach so?«

»Nein. Ich wirke ein bisschen ungepflegt und vernachlässigt.«

»Vernachlässigt auf jeden Fall«, unterbrach ich ihn, »nach dem, was Sie gerade erzählt haben, meine ich.«

Ich insistierte absichtlich auf dem Wort »vernachlässigt«, um ihn auf dessen Doppelbedeutung aufmerksam zu machen. Bei den ersten Begegnungen mit neuen Patienten mache ich so etwas normalerweise nicht, aber, wie Fernando gesagt hatte, Rodolfo war auf der Couch »ein alter Hase«.

Er sah mich nachdenklich an.

»Sie haben recht, und das beantwortet vielleicht auch Ihre Frage, was die Sache mit Julieta für mich bedeutet.«

»Erklären Sie das bitte genauer.«

»Ja, natürlich. Vielleicht hat ›vernachlässigt‹ in meinem Fall wirklich zwei Bedeutungen.«

»Und zwar …?

Er senkte den Blick.

»Ich könnte jetzt selbstverständlich einfach sagen, zuerst hat Julieta mich vernachlässigt, und zwar so sehr, dass sie mich verlassen hat, und danach habe ich mich aus Frust selbst vernachlässigt, ich habe mich also gehen lassen und mich nicht mehr richtig um mein Äußeres gekümmert. Aber das stimmt so nicht. Zuerst habe ich nämlich selbst vergessen, wer ich eigentlich bin und was ich gut finde und was nicht. Dafür habe ich versucht, den Eindruck zu erwecken, ich sei jemand ganz anderes, und vielleicht habe ich es gerade durch dieses Verhalten – so sehe ich es jetzt zumindest – gewissermaßen geschafft, dass Julieta irgendwann genug von mir hatte.«

›So sehe ich es jetzt zumindest‹ – mit diesen Worten wollte er mich darauf hinweisen, dass er das damals nicht von allein bemerkt hatte und dass ihm diese Einsicht erst hier, bei unserem Treffen, gekommen war. Anders gesagt: Er ließ mich wissen, dass er mir gleich bei unserem ersten Gespräch den Platz des Analytikers zuwies.

Ich wartete eine Weile, falls er weitersprechen wollte, dann sagte ich:

»Komisch, oder?«

»Was denn?«

»Dass Sie sagen, dass Sie es irgendwann ›geschafft‹ haben, dass Julieta genug von Ihnen hatte – als wäre das ein Erfolg, als hätten Sie es darauf abgesehen gehabt.«

Wieder lenkte ich seine Aufmerksamkeit auf ein von ihm verwendetes Wort. Aber bei Rodolfo, das hatte ich schon nach wenigen Minuten gemerkt, war dieses Vorgehen ohne Weiteres möglich. Andere Patienten hätten in solch einem Fall vielleicht erwidert, sie hätten etwas anderes gemeint oder ich hätte sie falsch verstanden. Rodolfo dagegen stand zu dem, was er gesagt hatte, und das sollte sich bei seiner Analyse als ein äußerst wirksames Instrument erweisen.

Er wiegte den Kopf, breitete die Arme aus und seufzte.

»Ja, stimmt. Vielleicht sollte ich mich wirklich fragen, ob ich es möglicherweise darauf abgesehen hatte, dass Julieta mich verlässt.« Kurze Pause. »Aber kann ich wirklich so krank sein? Als hätte ich in meinem Leben nicht schon genug Verluste erlitten …«

Das war natürlich eine schwerwiegende Äußerung. Am liebsten wäre ich sofort darauf eingegangen, und Rodolfo, der es offenkundig gewohnt war, sein eigenes Seelenleben wie durchs Mikroskop zu betrachten, wäre sicherlich bereit dazu gewesen. Und trotzdem: Wir sahen uns an diesem Tag zum allerersten Mal. Deshalb zog ich es vor, mir die Analyse dieser Formulierung für später aufzuheben und im Augenblick jeden Kommentar zu unterlassen.

Auch so schien Rodolfo mit seinen Worten einen wunden Punkt getroffen zu haben, denn plötzlich verkündete er zu meiner Überraschung: »Ich glaube, ich muss jetzt weinen.«

Er verstummte, und ihm traten Tränen in die Augen. Es kommt nicht oft vor, dass ein Mann wie Rodolfo so selbstverständlich vor anderen seinem Schmerz freien Lauf lässt. Und als könnte er Gedanken lesen, fügte er hinzu:

»Ich schäme mich nicht für meine Tränen.«

»Das brauchen Sie auch nicht. Aber sagen Sie, warum weinen Sie?«

»Wegen Julieta.«

Das glaubte ich ihm nicht. Was für mich allerdings nicht hieß, dass er mich anlog. Ich hatte vielmehr den Eindruck, dass er sich selbst etwas vormachte. Ich war mir sicher, dass Julieta nur stellvertretend für einen älteren, viel tieferen Schmerz stand.

»Außerdem weine ich ..., weil ich schon wieder allein bin«, fuhr er fort.

Da war es: Er hatte gesagt, »schon wieder allein«. Es ging also tatsächlich um eine frühere Einsamkeitserfahrung. Wie weit mochte die zurückliegen? Wen hatte er damals verloren? Einen Menschen, mehrere? All diese Fragen stiegen jetzt in mir auf. Aber es war noch zu früh. Um sie zu stellen, musste ich die richtige Gelegenheit abpassen. Die sollte jedoch nicht allzu lange auf sich warten lassen.

Bei unserem fünften Treffen beschlossen wir endgültig, dass ich Rodolfos Analytiker sein würde. Mir war klar, dass Rodolfo einerseits ein sehr angenehmer Patient wäre, andererseits jedoch würde es ziemlich schwierig sein, mit einer so komplexen Persönlichkeit zu arbeiten. Er war sehr intelligent und besaß einen ungewöhnlich klaren Verstand, und trotzdem konnte er manchmal unglaublich uneinsichtig sein. In solchen Augenblicken war er nahezu unfähig, selbst die einfachsten Dinge zu begreifen. Das geschah vor allem, wenn es um Sergio ging, einen Freund aus seiner Kindheit.

Dieser Sergio verfügte angeblich über ungeheure Fähigkeiten, die er jedoch unausgeschöpft ließ, um sich stattdessen mit einer völlig bedeutungslosen Arbeit ohne irgendwelche Zukunftsaussichten zu begnügen. Dass jemand mit solchen Möglichkeiten so wenig aus sich machte – so sah es zumindest Rodolfo –, ließ ihm keine Ruhe.

»Ich kann das einfach nicht verstehen. Er sieht gut aus, ist jung und intelligent. Wieso vergeudet er auf diese Weise sein Leben, verdammt? Warum nutzt er seine Begabung nicht, um sich zu verwirklichen?«

»Vielleicht ist er so ja ganz zufrieden.«

»Niemals – er hat einen beschissenen Job in einem Büro, wo sie ihn den ganzen Tag hin und her scheuchen, und das für ein miserables Gehalt. Wirklich, ich kann das nicht verstehen!«

»Wissen Sie was? Ich weiß aus Erfahrung, dass es einem oft genau deshalb so schwer fällt, etwas zu verstehen, weil es mit einem selbst zu tun hat.«

»Wie meinen Sie das?«

»Ich frage mich, ob Sergios Haltung, über die Sie sich so aufregen, Sie nicht insgeheim an Ihre eigene Geschichte erinnert.«

»Nein«, erwiderte er hastig, »auf keinen Fall. Ich bin jemand, der die Sachen anpackt und niemals stehen bleibt.«

»Na ja«, sagte ich und machte eine kurze Pause, um meine nächsten Worte hervorzuheben, »vielleicht ist es manchmal gar nicht schlecht, stehen zu bleiben. ›Niemals stehen bleiben‹ klingt jedenfalls auch ein wenig zwanghaft, als müsste es um jeden Preis immer weitergehen, finden Sie nicht?«

Schweigen.

»Na gut, irgendwann geht es natürlich mit allem weiter, aber ...«

Erneutes Schweigen Rodolfos. Wieder traten Tränen in seine Augen.

»Rodolfo, offensichtlich gibt es hier einen Zusammenhang mit den Verlusten, die Sie bei unserem ersten Treffen erwähnt haben. Möchten Sie jetzt darüber sprechen?«

Ihm versagte die Stimme, und er brauchte lange, bis er sich gefasst hatte und wieder sprechen konnte.

»Wissen Sie, dass ich verwitwet bin, Gabriel?«

Ich sah ihn überrascht an.

»Nein, das wusste ich nicht. Darüber haben wir nie gesprochen.«

»Offensichtlich war ich viel zu beschäftigt mit meinem letzten Verlust, da blieb gar keine Zeit, um über meinen anderen Verlust zu sprechen, meinen größten – Valeria. Valeria war wirklich jemand, der für sich gekämpft hat.«

Valeria hatte also für sich gekämpft – und wer nicht? Bezog Rodolfo sich damit auf Julieta, die nicht imstande war, ihren behaglichen Wohlstand auch nur kurzfristig hinter sich zu lassen? Oder auf Sergio, der sein Leben mit unwichtigen Dingen vertat? Oder gab es da noch etwas anderes?

»Erzählen Sie, bitte.«

Rodolfo zögerte. »Es fällt mir schwer, darüber zu sprechen. Aber na ja, ich glaube, es wird mir gut tun«, sagte er und verstummte trotzdem wieder.

Ich sah ihm an, dass die Erinnerungen über ihn hereinbrachen. Sein Ausdruck veränderte sich und ließ erkennen, wie sehr er litt. Er fing an zu weinen. Zunächst nur leicht, aber schon bald wurde er von heftigen Schluchzern geschüttelt. Er stützte die Ellbogen auf die Oberschenkel und vergrub das Gesicht in den Händen. Mein Beitrag bestand darin, ihn weinen zu lassen und nichts zu sagen.

Es ist seltsam, jemandem gegenüberzusitzen, der vom Kummer überwältigt wird, und obwohl ich diese Erfahrung schon oft gemacht habe, weiß ich nicht, wie ich meine Gefühle dabei beschreiben soll. Im Behandlungszimmer macht sich in solchen Augenblicken ein lastendes und trügerisches Schweigen breit – in Wirklichkeit ist es jedoch ein Schweigen voller Stimmen und Geräusche.

Dazu kommt das Weinen selbst, die hektischen Atemzüge, das Geräusch der Hände, die übers Gesicht streichen, lauter einzigartige und unverwechselbare Eindrücke. Manchmal kam es mir in dieser Situation schon so vor, als hörte ich mein eigenes Herz klopfen.

Dieses Schweigen zuzulassen und auszuhalten ist eine der schwierigsten Aufgaben, die sich einem Analytiker stellen können, auch wenn viele Leute etwas anderes glauben. Es ist ein Versuch, dem Kummer und der Angst gerecht zu werden, die manchmal so heftig in einem Patienten hervorbrechen.

Rodolfo weinte volle zehn Minuten lang, ohne sich vom Fleck zu rühren. Als seine Atmung sich langsam wieder beruhigte, reichte ich ihm eine Packung Papiertaschentücher.

»Möchten Sie?«

Er sah mich an, als hätte ich ihn aus einem Zustand völliger Erstarrung befreit.

»Unglaublich, Sie wissen gar nicht, wie lange ich schon nicht mehr wegen Valeria geweint habe ... Ich weiß, manchmal muss man weinen, das ist wichtig und notwendig. Aber ich habe schon so viel um sie geweint – es kommt mir selbst fast krankhaft vor.«

»Warum krankhaft?«

»Weil ich über ihren Verlust offenbar immer noch nicht hinweg bin. Sie ist vor zehn Jahren gestorben. Man kann doch nicht so lange wegen jemandem leiden! Was sagen denn die Psychologen dazu? Wie lange dauert der Trauerprozess normalerweise?«

»Das weiß ich nicht. Wer kann sich anmaßen, darüber zu entscheiden, wie lange einem anderen Menschen ein wichtiger Verlust wehzutun hat? Ich jedenfalls nicht.«

Er seufzte und sagte etwas, was nicht persönlich mit ihm zu tun hatte – wahrscheinlich versuchte er, auf diese Weise die Fassung zurückzugewinnen.

»Ich habe mal gelesen, dass der normale Trauerprozess ungefähr ein halbes bis eineinhalb Jahre dauert. Und dass alles, was darüber hinausgeht, krankhaft ist.«

Ich lächelte. »In Büchern liest man so einiges, Rodolfo, aber die Wirklichkeit beweist einem immer wieder das Gegenteil, finden Sie nicht?«

»Was mich betrifft, auf jeden Fall.«

Ich versuchte mich an einer Lageeinschätzung: Rodolfo

hatte eine Tür geöffnet, die seinen eigenen Worten nach sehr lange verschlossen gewesen war. Die Erschütterung, die dadurch ausgelöst wurde, war sehr wichtig. In diesem Augenblick wäre er jedoch kaum imstande gewesen, auf das Thema einzugehen, ohne erneut zusammenzubrechen. Wichtig war jetzt, dass er etwas von dem, was bei dieser Sitzung hervorgedrungen war, mitnahm und sich weiterhin dem Schmerz stellte, dem er offensichtlich die ganze Zeit auszuweichen versucht hatte. Aber jede Analyse hat ihren eigenen Rhythmus, den es einzuhalten gilt.

»Ich glaube, am besten lassen wir es für heute so stehen«, sagte ich. »Die Sitzung war hart genug. Sie haben es mit einer Geschichte aus Ihrer Vergangenheit zu tun bekommen, der Sie lange aus dem Weg gegangen sind. Und das ist gut so, ich freue mich darüber. Jetzt ist die Sache wieder auf dem Tisch. Und wir werden bestimmt viel darüber zu reden haben. Aber besser erst wieder nächste Woche.«

Er nickte und stand auf. Bevor er hinausging, blieb er noch einmal stehen.

»Fast hätte ich vergessen zu bezahlen. Entschuldigen Sie, ich war so mit meiner Geschichte beschäftigt.«

Er lächelte und holte das Geld heraus. Ich hatte auch nicht daran gedacht – Rodolfo war nicht der Einzige, der nicht recht verstand, weshalb er den Schmerz über Valerias Tod nicht überwinden konnte.

Als Rodolfo Valeria kennenlernte, war er vierunddreißig Jahre alt.

»Damals hatte ich schon seit Langem total die Kontrolle verloren«, erzählte er.

»Inwiefern?«

»In Bezug auf die Frauen, meine ich. Nur darauf. Sonst hatte ich mich immer völlig im Griff«, sagte er lächelnd.

»Und was heißt ›schon seit Langem‹?«

»Na ja«, überlegte er, »vielleicht seit sieben oder acht Jahren.«

»Was ist in der Zeit passiert?«

»Alles Mögliche. Ich hatte blonde, braunhaarige, große, kleine, alte und junge Freundinnen. Als hätten es vor allem ständig neue sein müssen. Und natürlich habe ich mich auf keine ernsthaft eingelassen. Manche kannte ich von der Arbeit, andere von der Universität oder vom Konservatorium oder aus der Nachbarschaft. Meiner Mutter standen jedes Mal die Haare zu Berge. Mir dagegen hat es gutgetan.«

›Mir dagegen hat es gutgetan.‹ Der Satz ging mir eine Weile im Kopf herum. Aber da war etwas noch Auffälligeres.

»Entschuldigen Sie, dass ich Sie unterbreche. Aber Sie haben gesagt, ›vom Konservatorium‹.«

»Ja.«

»Erzählen Sie mal – welches Konservatorium meinen Sie? Bis jetzt haben Sie mir nur gesagt, dass Sie Ingenieur sind.«

»Ja, das stimmt. Aber als Kind, und auch später noch, habe ich Klavierspielen gelernt.«

»Aha, schön. Dann war Musik also eine Zeit lang Ihr Hobby.«

»Ich würde sagen, es war mehr als ein Hobby. Mit sieben habe ich bei einer Klavierlehrerin aus unserem Viertel angefangen, und mit vierzehn habe ich die staatliche Musikprüfung abgelegt. Das war alles andere als einfach, wir hatten zu Hause nämlich kein Klavier. Aber ich war so begeistert bei der Sache, dass meine Lehrerin Amelia mich jeden Tag in ihrer Wohnung üben ließ. Das habe ich jahrelang gemacht.« Sein Blick verlor sich in der Vergangenheit. »Ich war unendlich glücklich dabei. Das Klavierspielen war mein Ein und Alles.«

»Und dann?«

»Amelia behauptete immer, ich sei begabt. Nachdem ich die Prüfung bestanden hatte, feierten wir das mit einem kleinen Imbiss, und sie sagte, ich könne noch viel mehr erreichen, aber sie sei als Lehrerin nicht gut genug dafür. Sie erzählte mir von einem großen Pianisten, dem sie mich vorstellen wollte. Sie wollte ihn bitten, mich als Schüler anzunehmen. Ich war von dem Plan natürlich begeistert. Aber …«

»Was aber?«

»Als ich meiner Mutter davon erzählte, zog sie mir den Zahn sofort. Sie sagte, in einer Familie wie unserer müsse man arbeiten und Geld verdienen. Für den ganzen Klavierunterricht hätten wir, bloß mir zuliebe, schon mehr als genug ausgegeben. Nie im Leben würde sie zulassen, dass ich für die Träume dieser alten Spinnerin mein Leben verpfusche.«

»Aber das war nicht Amelias Traum – das war doch Ihr Traum!« Er nickte. »Haben Sie ihr das gesagt?«

»Wozu? Wenn meine Mutter sich etwas in den Kopf gesetzt hatte, hätte kein Mensch der Welt ihr das ausreden können. Amelia unternahm sogar selbst einen Versuch, sie umzustimmen.«

Rodolfos Gesicht verdüsterte sich.

»Und wie hat Ihre Mutter reagiert?«

»Oh Gott, es ist mir bis heute peinlich. Es war unglaublich, wie sie mich behandelt hat. Sie hat sie als geile Alte beschimpft. Und sie hat gesagt, sie sei ja bloß scharf auf mich.« Er senkte den Kopf. »Und so was zu Amelia, die sich die ganze Zeit so unendlich liebevoll um mich gekümmert hatte. Ich wäre am liebsten im Erdboden versunken. Draußen vor dem

Haus liefen die Leute zusammen, weil meine Mutter so herumschrie. Ich wusste nicht, wie ich sie dazu bringen sollte aufzuhören, ich brachte einfach den Mut nicht auf.«

»Hatten Sie Angst vor Ihrer Mutter?«

»Und wie! Später wollte ich zu Amelia gehen und mich entschuldigen. Aber zuletzt habe ich es doch nicht getan, und danach habe ich sie nie wiedergesehen ... zumindest nicht lebend.« Ich sah ihn fragend an. »Ja, als ich dreißig war, hörte ich irgendwann, sie sei gestorben. Ich ging zur Beerdigung. Natürlich erinnerte sich niemand an mich, und keiner konnte verstehen, warum ein Unbekannter so verzweifelt über ihren Tod weinte. Nur ich selbst wusste, dass mit Amelia der Mensch verschwand, mit dem ich einen der größten Träume meines Lebens geteilt hatte.« Er lächelte.

»Möchten Sie mir sagen, woran Sie gerade denken?«

»Amelia hatte zwei Kinder, aber keins von ihnen hatte Interesse an Musik. Wissen Sie, was ich gemacht habe?«

»Nein.«

»Ich konnte der Versuchung nicht widerstehen und habe ihnen das Klavier abgekauft. Dann habe ich mich im Konservatorium eingeschrieben und ein paar Jahre Unterricht genommen, aber schließlich habe ich es wieder aufgegeben. Das Klavier habe ich allerdings bis heute. Für mich ist es wie ein Freund aus meiner Kindheit. Das Instrument, auf dem ich so viele Stunden geübt habe. Und das meine Nachmittage mit Amelia begleitet hat, ihr Lachen und ihre Zärtlichkeit ... und mein Glück.«

»Sie haben das Klavierspielen also wieder aufgegeben. Haben Sie denn nie mehr überlegt, doch noch etwas mit Musik zu machen?«

Er sah mich an. »Gabriel, ich weiß, Sie haben auch mal davon geträumt, Musiker zu werden.«

Ich nickte.

»Und Sie wissen selbst, jemand, der in meinem Alter noch mal mit einem Instrument anfängt, hat keine Chance.«

Was er sagte, klang hart, aber es stimmte: Die Welt der Musik ist etwas Faszinierendes und Einzigartiges. Aber sie ist auch grausam. Und Rodolfo wusste genau, dass die verlorenen Jahre nicht wettzumachen waren. Sein Traum, ein großer Pianist zu werden, war für immer dahin. Ich wusste nicht, was ich sagen sollte.

Rodolfo zog es vor, über das Thema weiterzusprechen, das uns eigentlich beschäftigte. Er setzte die Erzählung über seine zahllosen Liebschaften fort. Zwei Frauen blieben allerdings ausgeklammert, seine geliebte Klavierlehrerin und seine gefürchtete Mutter. Trotzdem war mir klar, dass die beiden ebenso wie seine musikalische Berufung eine keineswegs zu vernachlässigende Rolle in seinem Leben gespielt hatten und immer noch spielten. Ich hätte gerne ausführlicher darüber gesprochen, doch so war es nun mal: Auch wenn der Analytiker den Prozess der Analyse insgesamt lenkt, in den einzelnen Sitzungen hat buchstäblich der Patient das Sagen. Also überließ ich es Rodolfo, seinen Ideen zu folgen und somit den weiteren Verlauf des Gespräches zu bestimmen, und sparte mir dieses Thema für eine andere Gelegenheit auf.

»Um auf meine Vergangenheit als Frauenheld zurückzukommen: Das war natürlich keineswegs schlecht, da möchte ich Ihnen nichts vormachen. Im Gegenteil, es war super. Wer hätte nicht Lust, jede Woche mit einer anderen Frau auszugehen? Aber irgendwann fand ich es trotzdem ein wenig ermüdend.«

»Na gut, sieben Jahre sind auch eine ganz schön lange Zeit, oder?«

»Ja, aber ich hatte bereits viel früher genug von alldem.

Eigentlich wurde es schon nach den ersten drei Jahren zur Routine und hat mich immer mehr genervt. Andererseits, wie gesagt, ich habe das einfach gebraucht.«

»Ja, und irgendwann waren Sie dann kein Mensch mehr, sondern eine Art Raubtier.«

Er sah mich verwundert an. »Entschuldigen Sie, das verstehe ich nicht. Wie meinen Sie das?«

»Rodolfo, bis auf zwei, drei grundlegende Dinge, die für den Erhalt des organischen Lebens gewährleistet sein müssen – die Atmung zum Beispiel –, ist der Mensch, anders als die Tiere, kein Wesen mit Bedürfnissen, sondern ein Subjekt mit Wünschen und Begierden. Und selbst wenn es um etwas so Fundamentales wie Essen geht, treibt einen, es sei denn, man steht kurz vor dem Verhungern, nicht das Bedürfnis an, sich Proteine oder Kohlehydrate zuzuführen, sondern schlichtweg die Lust auf ein gebratenes Stück Fleisch oder eine Pizza. Das geht so weit, dass ein Mensch, der bereits in einem Restaurant Platz genommen hat, in der Lage ist, wieder aufzustehen und ohne etwas zu sich genommen zu haben zu gehen, wenn er feststellt, dass es das, was er in diesem Augenblick möchte, nicht gibt. Wichtiger als sein Bedürfnis zu essen ist nämlich die Lust auf etwas ganz Besonderes. Verstehen Sie?«

»Ja.«

»Gut, und jetzt überlegen Sie, was passiert, wenn es nicht um etwas so verhältnismäßig Einfaches wie die Ernährung geht, sondern um die Sexualität: Da wird die Sache natürlich noch viel komplexer. Schließlich lässt sich ein Steak, wenn es darauf ankommt, durch einen Hamburger ersetzen, während es Menschen gibt, die so wichtig für uns sind, dass so leicht niemand an ihre Stelle treten kann. Aber das wissen Sie selbst ja am besten.«

»Stimmt. Aber Sie sprechen jetzt von der Liebe, ich dagegen habe von Sex gesprochen.«

»Einverstanden. Dann lassen wir die Liebe vorerst beiseite und sprechen stattdessen von Sex. Mit einem x-beliebigen Menschen will wohl kaum jemand ins Bett gehen, auch in diesem Fall richtet sich das Begehren vielmehr auf eine bestimmte Person. Als Sie gesagt haben, Sie seien mit blonden, braunhaarigen, großen und kleinen Frauen zusammen gewesen, sollte sich das offenkundig so anhören, als wäre Ihnen jede Frau recht gewesen, aber in dieser Hinsicht habe ich meine Zweifel. Und als Sie vorhin gesagt haben, Sie hätten das ›einfach gebraucht‹, hieß das für mich vor allem, dass Sie sich regelrecht zu diesem Verhalten gedrängt sahen, dass es also etwas Zwanghaftes hatte. Woraus ich wiederum schließe, dass Sie es auf ganz bestimmte Personen abgesehen hatten und in dieser Hinsicht tatsächlich ihrem Trieb ausgeliefert waren. Ich weiß, Sie sind der Meinung, für Sie sei jede Frau so gut wie alle anderen gewesen, und trotzdem frage ich mich, ob diese vielen scheinbar so unterschiedlichen Frauen nicht doch etwas gemeinsam hatten. Und wenn ja – was könnte das sein? Haben Sie selbst eine Idee?«

Er dachte nach.

»Ehrlich gesagt, nein«, erklärte er schließlich entmutigt.

»Das macht nichts. Wir haben es nicht eilig.«

Ich sagte das vor allem, um ihm die Anspannung zu nehmen. Denn Menschen, die großen Kummer empfinden oder zu viel von sich verlangen, setzen sich oft selbst unter Druck, um sofort eine Lösung für die Rätsel zu finden, die sich ihnen im Lauf einer Analyse stellen. Genau das traf auch auf Rodolfo zu.

»Wichtig ist vorläufig nur«, fuhr ich fort, »dass wir diese Frage gestellt haben. Wir sollten sie von jetzt an immer mitbedenken. Heute finden wir vielleicht noch keine Antwort darauf, aber später wird uns das höchstwahrscheinlich gelingen.«

Nicht mit allem, was sich während einer Sitzung auftut, geht es so. Manchmal treten solche Dinge wieder ganz in den Hintergrund, bis wir sie schließlich vergessen, ohne dass wir noch einmal darauf zurückgekommen wären, um die geheime Bedeutung zu entschlüsseln, die sie womöglich besaßen. Zum Glück war es in diesem Fall nicht so.

In den folgenden Sitzungen gab Rodolfo sich große Mühe, sich jede einzelne Frau, mit der er damals zusammen gewesen war, wieder ins Gedächtnis zu rufen, was nicht einfach war, denn es waren tatsächlich sehr viele. Die Möglichkeit, dass es etwas geben könnte, was all diese Frauen miteinander verband, ließ ihm keine Ruhe. Aber er kam und kam nicht darauf, was es sein könnte, und das machte ihn unruhig und bekümmert.

Bei Patienten mit zwanghaften Vorstellungen ist so etwas häufig zu beobachten. Haben sie sich einmal für eine bestimmte Idee entschieden, richten sie ihre gesamte Aufmerksamkeit und Energie darauf, bis für nichts anderes mehr Platz bleibt. Das ist für die Analyse natürlich wenig hilfreich. Um dem entgegenzusteuern, versuchte ich, bestimmte Gefühle in Rodolfo wieder wachzurufen und ihn auf diesem Weg auf andere Gedanken zu bringen. Ein Thema schien mir hierfür besonders geeignet:

»Über Valeria haben wir noch so gut wie gar nicht gesprochen.«

»Ich weiß aber immer noch nicht, was in der Zeit, bevor ich sie kennengelernt habe, tatsächlich geschehen ist.«

»Wer sagt denn, dass wir uns bei der Analyse unbedingt an die zeitliche Abfolge halten müssen? Ich mache Ihnen einen Vorschlag.«

»Und zwar?«

»Lassen wir das, woran wir gerade arbeiten, eine Weile ruhen.«

»Aber wir sind doch noch gar nicht damit fertig.«

»Dann bleibt es eben vorerst noch offen. Was ist daran so schlimm? Machen wir einfach weiter. Wenn wir etwas wirklich Wichtiges ausgelassen haben, taucht es von selbst wieder auf, keine Sorge.«

»Meinen Sie?«

»Ja, das meine ich.« Damit übernahm ich die Verantwortung. Das war in diesem Augenblick nötig. »Erzählen Sie mir etwas über Valeria.«

Ein längeres Schweigen trat ein. Ich merkte, dass Rodolfo alle möglichen Erinnerungen wachrief und in Gedanken zu ihr zurückkehrte. Schließlich fing er an zu erzählen. Er hatte sie bei einer Veranstaltung kennengelernt, bei der der Film *Fellinis Casanova* gezeigt worden war und man anschließend darüber dikutiert hatte.

»Das war ja damals genau das richtige Thema für Sie«, sagte ich lächelnd.

»So ist es. Aber, so komisch es klingen mag: Seit dem Tag war Schluss mit meinen Don-Juan-Spielchen.«

»Wie kam das?«

»Die Diskussion nach dem Film war wirklich sehr interessant. Der Moderator machte seine Sache ausgezeichnet und schaffte es, den anderen die Problematik dieser Figur nahezubringen, ihre Perversion, ihren Fetischismus, die androgynen Züge, die sie aufweist. Es war wirklich ein sehr anregender Abend. Der Film hatte bei denen, die ihn gesehen hatten, die verschiedensten Gefühle und Gedanken ausgelöst. Kennen Sie ihn?«

Ich nickte.

»Und gefällt er Ihnen?«

»Ich fand ihn ziemlich genial. Aber ich weiß nicht, ob er mir gefällt«, sagte ich offen.

»So ging es mir auch. Zeitweilig war ich begeistert, dann langweilte ich mich, und streckenweise bekam ich regelrecht Angst.«

Unweigerlich stiegen die Empfindungen, die ich selbst beim Ansehen dieses Films gehabt hatte, wieder in mir auf, und sie unterschieden sich, ehrlich gesagt, kaum von denen Rodolfos. Aber dies war kein Gespräch über Filmanalyse, sondern eine psychoanalytische Sitzung. Deshalb sagte ich Rodolfo nichts davon. Vielleicht würde sich später einmal die Gelegenheit ergeben.

»Und Valeria?«

»Valeria schien sich sehr zu amüsieren. Sie war jemand, für den es beim Denken keine Tabus gab. Die verärgerten Kommentare einiger Feministinnen belustigten sie. Aber sie interessierte sich mehr für bestimmte visuelle Aspekte des Films, zum Beispiel die langen im Wind flatternden Stoffbahnen, die man einmal zu sehen bekommt und die den Eindruck eines bewegten Meeres hervorrufen. Aber das war auch kein Wunder, sie war schließlich Architektin. Während der Diskussion hatten sich unsere Blicke mehrmals gekreuzt. Und danach standen alle eine ganze Weile draußen auf der Terrasse. Es war Winter. Valeria holte irgendwann eine kleine rote Wollmütze aus ihrer Handtasche, setzte sie sich auf und schlug den Mantelkragen hoch. Dann schob sie die Hände in die Taschen und lächelte mich an. Ihre Nasenspitze war rot vor Kälte. Sie sah wunderschön aus.«

Er verstummte, verlor sich in Gedanken an diesen Augenblick. Ich ließ ihm Zeit und fragte erst nach einer ganzen Weile:

»Und was geschah dann?«

»Es war seltsam.«

»Inwiefern?«

»Ich war es gewohnt, die Frauen wie im Sturm zu erobern, aber in diesem Augenblick wusste ich nicht, was ich sagen sollte. Nach und nach verließen die anderen die Terrasse, bis wir irgendwann allein zurückblieben. Es war offensichtlich, dass weder sie noch ich Lust hatten, uns zu verabschieden. Da sah sie mich auf einmal an und sagte: ›Es ist kalt. Lädst du mich auf einen Kaffee ein?‹«

Rodolfo verstummte erneut. Wie es regelmäßig bei einer Analyse vorkommt, befand er sich wieder ganz in der Vergangenheit – manche Situationen erinnert man nicht nur, sondern *durchlebt* sie noch einmal. Der Patient gerät dabei in den gleichen seelischen und emotionalen Zustand wie zu dem Zeitpunkt des tatsächlichen Geschehens. An traumatischen Erlebnissen lässt sich das besonders deutlich beobachten. Ich habe immer wieder Patienten vor mir gehabt, die mitten in einer Sitzung anfingen zu zittern und sich zu fürchten, als hätte die Vergangenheit schlagartig den Platz der Gegenwart eingenommen. Wie dieser Fall zeigt, ist es jedoch möglich, dass es einem mit angenehmen Erinnerungen ebenso ergeht.

»Und haben Sie sie eingeladen?«

»Natürlich. Gegen neun waren wir im Café. Dort unterhielten wir uns, und es war seltsam, wie selbstverständlich und unbefangen das Gespräch sich entwickelte. Ich genoss es, sie anzusehen, den Klang ihrer Stimme und ihr Lachen fand ich hinreißend. Wir verloren jedes Zeitgefühl – das, was da mit uns passierte, war einfach überwältigend. Irgendwann stellten wir fest, dass es drei Uhr morgens war. Alles war wie von selbst gegangen. ›Sollen wir gehen?‹, fragte sie. Und ich war natürlich einverstanden. Wir machten uns also auf den Weg. Dabei unterhielten wir uns weiter. Ich schwebte über allen Wolken, es war unglaublich. Lachen Sie jetzt nicht, aber ich denke, dass ich mich in diesem Augenblick Hals über Kopf in sie verliebt habe.« Er sah mich an.

»Haben Sie sie bis nach Hause begleitet?«

»Na klar.«

»Und dort?«

»Dort haben wir uns verabschiedet und unsere Telefonnummern ausgetauscht.«

»Hat sie Sie nicht gefragt, ob Sie mit hinaufkommen möchten?«

»Nein. Valeria war ein aufmerksamer Beobachter, ich glaube, sie hat gespürt, dass ich das in diesem Augenblick nicht wollte.«

»Ach ja? Und warum nicht?«

»Weil ich, wie gesagt, genug davon hatte, mit den Frauen, mit denen ich ausging, jedes Mal wie zwangsläufig im Bett zu landen. Diesmal sollte es anders sein.«

»Aber glauben Sie nicht, dass es mit Valeria in jedem Fall anders gewesen wäre?«

Er überlegte.

»Bestimmt.«

»Aber da kam bei Ihnen eben dieser Mechanismus ins Spiel, oder?«

»Was für ein Mechanismus?«

»Dass Sie sich bestimmte Dinge, die Sie gern tun würden, nicht erlauben, außer Sie fühlen sich sozusagen dazu gewzungen.«

Er steckte den Hieb ein und schwieg nachdenklich.

»Ich glaube, ja.«

Das war ein Fehler von mir gewesen. Dies war nicht der Augenblick für einen solchen Kommentar. Rodolfo war nach vielen Sitzungen zum ersten Mal wieder dabei, flüssig über sich und seine Erlebnisse zu sprechen, doch ich hatte nichts Besseres zu tun gehabt, als ihn wieder auf seine fixe Idee zu stoßen. Ich versuchte, die Situation so schnell wie möglich zu bereinigen.

»Und wie haben Sie sich gefühlt, als Sie nach dieser Begegnung wieder allein waren?«

Schweigen. »Entschuldigen Sie, ich war noch mit dem beschäftigt, was Sie gerade gesagt haben. Es stimmt, ich verhalte mich oft so, da haben Sie recht.«

»Rodolfo, ich glaube, es ist wichtig, dass wir diesen Mechanismus im Auge behalten. Wir stoßen bestimmt noch auf andere Situationen in Ihrem Leben, wo er zum Tragen kommt – aber immer mit der Ruhe. Es geht nicht darum, dass Sie jetzt eine komplette Liste davon erstellen sollen. Und ich gebe Ihnen das heute auch nicht als Hausaufgabe mit auf den Weg, wie früher in der Schule, einverstanden?«

»Ja.«

»Umso besser. Sie haben aber meine Frage noch nicht beantwortet.«

»Welche Frage?«

»Wie es Ihnen ging, nachdem Sie sich von Valeria verabschiedet hatten.«

Schweigen.

»Ich habe mich seltsam gefühlt, so lebendig wie noch nie. Total aufgewühlt.«

Er lachte.

»Was ist?«, fragte ich

»Ohne es zu merken, bin ich zu Fuß bis zu mir nach Hause gegangen, ich war so beschäftigt damit, über Valeria und unsere zauberhafte Begegnung nachzudenken. Ich glaube, das war eine der schönsten Nächte meines Lebens.«

Schweigen.

»Und wie ging die Geschichte weiter?«

»Am nächsten Tag rief sie mich gegen drei Uhr nachmittags an.«

Wieder lächelte er. Offensichtlich waren dies sehr glückliche Augenblicke seines Lebens, die sich ihm tief ins Gedächtnis und ins Herz eingegraben hatten.

»Wissen Sie, was Sie gesagt hat?«

»Nein.«

»Sie hat gefragt, wo wir am Abend zusammen essen würden.«

Bei diesen Worten musste auch ich lächeln.

»Und was haben Sie geantwortet?«

»Ich habe ihr ein Lokal und eine Uhrzeit genannt. Und sie hat gesagt: ›Einverstanden, ich komme dorthin.‹«

Langes Schweigen.

»Und so hat es also angefangen. Seitdem waren wir fast ständig zusammen. Bis …« Da war sie wieder, seine Trauer: »Bis sie gestorben ist.«

Er griff nach den Papiertaschentüchern.

»Unglaublich«, murmelte er.

»Was ist unglaublich?«

»Dass das, was ich gerade erzählt habe, schon zwölf Jahre her ist. Und Valerias Tod zehn Jahre.«

Schweigen.

»Woran ist sie gestorben, Rodolfo?«

»An einem Lymphknotentumor.«

»Möchten Sie jetzt darüber sprechen?«

Er sah mich an.

»Heute nicht, bitte.«

»Gut, in Ordnung.«

»Noch etwas – kann ich Sie um einen Gefallen bitten?«

»Natürlich.«

Er seufzte. »Kann ich jetzt gehen?«

»Ist Ihnen schlecht?«

»Nein. Ich würde es für dieses Mal bloß gerne bei dem belassen, worüber wir gerade gesprochen haben. Das, was danach kam, war so hart, dass ich es fast nie schaffe, mich an den Anfang von meiner und Valerias Geschichte zu erinnern, der so schön war, an den Traum, der so schnell zu Ende ging.«

Diese Bitte kam von Herzen. Und natürlich hatte er alles Recht der Welt, eine Weile ungestört seinen Erinnerungen nachzuhängen. Wie lange mochte Rodolfos Traum gedauert haben? Ich wusste es nicht, aber dass dieses Thema ungeheuer wichtig für ihn war, verstand sich von selbst.

Zur nächsten Sitzung erschien er mit sehr ernstem Gesichtsausdruck. Er grüßte kaum, als er sich mir gegenübersetzte.

»Was ist los?«, fragte ich.

»Ich nehme an, heute muss ich über Valerias Krankheit sprechen.«

Ich schüttelte den Kopf.

»Nein, natürlich nicht. Nur wenn Sie möchten.«

»Vielen Dank, aber ich habe das Gefühl, wenn ich Ihnen nicht erzähle, wie das war, komme ich mit dem Rest nicht weiter. Also bringe ich es lieber hinter mich.«

»Wie Sie möchten.«

Er zögerte einige Sekunden.

»Ich hatte Ihnen doch erzählt, dass wir am nächsten Tag in einem Restaurant zusammen zu Abend aßen.«

»Ja.«

»Also gut, ich hatte ein intimes und sehr gemütliches Lokal ausgesucht. Wir sind hineingegangen, haben bestellt, dann kam zuerst der Wein, und als wir daraufhin jeder ein Glas in der Hand hielten, haben wir uns lange angesehen. Ich wollte schließlich etwas sagen, aber sie hat mich zurückgehalten. ›Was ist?‹, habe ich gefragt. Sie hat gesagt, ich solle bitte nichts sagen, sondern sie einfach nur ansehen. Ihr traten Tränen in die Augen, und dann hat sie gesagt, sie habe sich in mich verliebt, und das meine sie ganz ernst. Als ich antworten wollte, gab sie mir durch eine Handbewegung zu verstehen, dass ich schweigen solle. ›Überlass mir das‹, sagte sie. Dabei sah sie mich auf so besondere Weise an, dass ich erschauderte. Zugleich merkte ich, dass irgendetwas mit ihr los war. Kurz darauf kniff sie die Augen zusammen und senkte den Kopf. Ich wollte fragten, was sie beschäftigte, aber ich traute mich nicht, diesen Augenblick zu unterbrechen. Dann richtete sie sich wieder auf, sah mir in die Augen und sagte: ›Stoßen wir darauf an, dass wir uns kennengelernt haben. Und nachher, wenn wir zu mir gehen und miteinander schlafen, werde ich dir ein Geheimnis verraten.‹«

Er verstummte für mehrere Minuten.

»Und haben Sie das so gemacht?«

»Ja, nach dem Essen gingen wir zu ihr. Aber wie soll ich Ihnen erklären, was dann passiert ist? Glauben Sie an Wunder?«

»…«

»Macht nichts. Ich hatte bis dahin auch nicht an Wunder geglaubt.«

»Erzählen Sie – wie war es?«

»Wir sind also zu ihr gegangen. Ihre Wohnung war genau wie sie selbst: klein und wunderschön. Als wir ankamen, zog sie sich die Schuhe aus, nahm mich an der Hand und führte mich ins Schlafzimmer. Ich war schon mit vielen Frauen zusammen gewesen, das wissen Sie ja, aber ich hatte das Gefühl, als wäre es das erste Mal. Als sie sich aufs Bett legte, hätte ich fast angefangen zu zittern. Wir küssten uns lange. Aber ich wagte kaum, sie zu berühren, als hätte ich Angst, einen geheimen Zauber zu zerstören. Wie schon zuvor übernahm sie auch jetzt wieder die Initiative. Sie löste ihr Haar, zog den Pullover aus und sah mich an. »Los, mach weiter«, sagte sie dann. Ich entkleidete sie, so behutsam ich konnte, und küsste sie danach wieder und wieder. Irgendwann sah sie mir in die Augen und sagte: ›Bitte, komm zu mir.‹ Ich drang ganz langsam in sie ein, als hätte ich Angst, ihr wehzutun. Wir liebten uns sanft und voller Leidenschaft.«

Rodolfo verstummte und fing an zu weinen. Ruhig und gefasst, so wie man weint, wenn man sich an etwas Wunderschönes erinnert.

»Ich erzähle das alles zum ersten Mal.«

Ich rührte mich nicht, sagte kein Wort. Ich wollte seine Schilderung in keiner Weise beeinflussen. Er gewährte mir Einblick in einen heiligen Bereich seines Lebens. Und ich dankte es ihm, so gut ich konnte, indem ich diesen Augenblick seiner Analyse mit allen mir zur Verfügung stehenden Mitteln beschützte.

Mehrere Minuten vergingen.

»Irgendwann nahm sie mein Gesicht zwischen ihre Hände«, fuhr Rodolfo fort. »›Sieh mich an‹, sagte sie, ›ich werde dir jetzt ein Geheimnis verraten.‹ Ich nickte. Ihre Lippen fingen an zu zittern, und sie sah auf einmal furchtbar traurig aus. ›Was ist?‹, fragte ich. Sie streichelte mich und sagte: ›Ich werde sterben.‹ Und … und dann presste sie mich an sich.«

Jetzt weinte Rodolfo wieder verzweifelt. Ich bewunderte ihn: Man muss ein sehr aufrechter und geradliniger Mensch sein, um seinen Schmerz so offen zeigen zu können. In unserer Gesellschaft lernt man, dass Männer nicht weinen, dass so etwas nur Frauen tun. Doch ich hatte einen Mann vor mir, der imstande war, mir ohne jede Scheu sein Herz zu öffnen.

Wie viel Schmerz war darin verborgen, wie viele Verluste, wie viel Trauer!

Ich sah auf die Uhr und stellte fest, dass in fünf Minuten der nächste Patient kommen würde. Ich bat Rodolfo um Entschuldigung und ging aus dem Zimmer.

»Könnten Sie bitte Hernán anrufen und ihm sagen, dass ich ihn heute nicht empfangen kann?«, sagte ich zu meiner Sekretärin. »Sagen Sie ihm, dass es mir sehr leidtut, und machen Sie einen anderen Termin mit ihm aus. Alles andere erkläre ich Ihnen später.«

»Gehen Sie weg?«

»Im Gegenteil, ich habe nicht vor, mein Sprechzimmer zu verlassen.«

Ich ging in die Küche und holte ein Glas Wasser. Rodolfo würde es sicherlich brauchen, denn unsere heutige Sitzung würde sehr lange dauern.

Als sie an dem Abend zusammen im Bett lagen und sich umarmten, erzählte Valeria ihm alles über ihre Krankheit. Sie sagte, sie könne es sich nicht leisten, damit zu warten, ihm ihre Gefühle zu offenbaren, und ihr sei bewusst, dass dies auch für ihn keine alltägliche Begegnung sei. Sie wolle ihm auf jeden Fall nichts verheimlichen, und er solle dann selbst entscheiden, wie es weitergehen solle.

Als Rodolfo anschließend nach Hause zurückkehrte, verspürte er alles gleichzeitig: Angst, Glück, Kummer, Fassungslosigkeit, Wut, Entzücken. Und in seinem Kopf überstürzten sich die Bilder und Gedanken.

Valeria hatte ihn gebeten, erst in zwei Tagen wieder anzurufen. In der Zeit solle er überlegen, ob er das, was ihr noch zu leben blieb – Jahre? Monate? Sie wusste es nicht –, mit ihr teilen wolle oder nicht.

»Wenn du willst«, hatte sie gesagt, »brauchst du nie mehr anzurufen. Ich werde dich trotzdem für immer im Herzen bewahren. Wenn du aber anrufst, muss dir klar sein, dass ich nicht mit jemandem zusammen sein möchte, der über meinen Tod klagt, obwohl ich noch am Leben bin. Wenn du bei mir bleibst, darf in unseren Gesprächen nie wieder die Rede von meiner Krankheit sein. Du hast die Wahl.«

»Und wie haben Sie sich entschieden?«, fragte ich.

»Ich habe sofort gesagt, dass es für mich da nichts zu überlegen gibt. Aber sie wollte sich nicht darauf einlassen. Sie hat erwidert, das tue sie nicht meinetwegen, sondern ihretwegen. Natürlich habe ich sie nach zwei Tagen wieder angerufen.« Er lächelte, und sein Blick verlor sich erneut in seinen Erinnerungen. Auf einmal wirkte er entspannt, ja glücklich.

»Schön«, sagte ich. »Erzählen Sie weiter, so lange Sie wollen.«

Er hatte erklärt, dass er über diese erste Zeit voller Illusionen noch nie hatte sprechen können. Und ich wusste, wie kurz sie gewesen war – eigentlich hatte sie nur einen Tag gedauert. Denn auch wenn Rodolfo das Gegenteil behauptete, der Gedanke an Valerias Tod war von da an zweifellos in jedem Augenblick ihrer Beziehung gegenwärtig. Etwas so Schreckliches lässt sich nicht verdrängen, da kann man sich noch so viel Mühe geben.

Trotzdem erzählte er voll Freude von dieser Anfangszeit. Seine Erinnerung daran bestand aus langen Nächten, in denen sie sich stundenlang unterhalten, viel gelacht und wunderbaren Sex gehabt hatten.

»Mit ihr zu schlafen war unendlich schön. Wir haben uns die ganze Zeit fassungslos angesehen und konnten es einfach nicht glauben. Dazu kam noch etwas, was sehr wichtig für mich war.«

»Was war das?«

»Bis ich Valeria traf, hatte ich eigentlich nur oberflächliche Freundschaften gehabt. Die Leute, mit denen ich unterwegs war, waren nur auf Spaß und Unterhaltung aus, über ernsthafte Dinge konnte man mit ihnen nicht reden.« Genau wie Julieta und ihre Familie, sagte ich mir, zog es aber vor, den Gedanken nicht auszusprechen. »Valeria hat mir etwas anderes gezeigt, sie hat mich ihrer Familie und ihren engsten Bekannten vorgestellt. So habe ich mehrere unglaublich feinfühlige und intelligente Leute kennengelernt, die heute meine eigentlichen Freunde sind. Ich liebe sie über alles. Das war auch so ein Geschenk, das Valeria mir hinterließ. Wie Sie wissen, bin ich ein Einzelkind, aber seit dem Tag, an dem ich Valeria kennenlernte, war ich nie mehr allein.«

Er verstummte. Ich wartete, dass er weitererzählen würde, aber mehr kam von ihm erst einmal nicht. Auch ich schwieg und dachte über seinen letzten Satz nach. Er hatte gesagt, seitdem sei er »nie mehr allein« gewesen.

Das war sicher richtig, zweifellos war seither kein Tag vergangen, an dem er nicht an Valeria gedacht hatte. Wie schwierig musste es gewesen sein, die Erinnerung an sie in all dieser Zeit auch nur für einen kurzen Moment zu verdrängen.

Ich dachte an die Arbeit, die uns bevorstand, aber würde Rodolfo überhaupt wollen, dass ich ihm half, sich von Valeria zu befreien?

Wenige Wochen später zogen sie zusammen und genossen von da an jede freie Sekunde miteinander.

Zwei Jahre.

So lange dauerte diese Liebe, so viel Zeit gestand Valerias Krankheit ihnen zu.

In der vierten Sitzung, die wir diesem Thema widmeten, beschäftigten wir uns mit dem Ausgang der Geschichte. Die medizinische Behandlung schlug bei Valeria nicht an, und das Ende stand irgendwann nahe bevor. Selbst Rodolfo konnte das schließlich nicht mehr leugnen, so sehr er sich auch bemühte. Valeria schlug sich tapfer, aber die Krankenhausaufenthalte wurden immer länger, und eines Tages brachen die Ärzte wegen ihres schlechten Gesamtzustands die Chemotherapie ab.

Rodolfo erinnerte sich noch genau an den letzten Tag.

Valeria war sehr geschwächt, hatte kaum noch Energie und atmete mühsam. Seit einer Woche war er ihr nicht mehr von der Seite gewichen.

»An dem Abend habe ich ihr etwas zu essen angeboten, und sie hat gelacht. ›Wie kannst du jetzt an Essen denken? Komm, leg dich zu mir.‹«

Er erzählte das mit ruhiger Stimme. Seine Augen glänzten und er wirkte seltsam gefasst. Er sprach weiter: »Ich habe mich neben sie gelegt und angefangen, ihr Gesicht zu streicheln.

›Sehe ich hässlich aus?‹, hat sie irgendwann gefragt. Und ich habe nein gesagt, sie sei so schön wie immer. Da hat sie mich angesehen und gesagt...« Er verstummte.

»Was hat sie gesagt?«

»Sie hat gesagt: ›Dann komm zu mir.‹ Ich habe sie geküsst und umarmt und zu weinen angefangen. Ich habe gemerkt, dass sie stirbt, und dass das die letzte Gelegenheit war, mit ihr zu sprechen. Wissen Sie, wie es ist, jemanden anzusehen und zu wissen, dass man ihn in diesem Augenblick zum letzten Mal sieht? Zu versuchen, den Klang seiner Stimme zu bewahren, weil man sie nie mehr hören wird? Zu spüren, dass er immer schlechter Luft bekommt, und man selbst kann nichts dagegen machen? Sie wissen nicht, wie weh es tut, jemanden sterben zu sehen, den man so sehr liebt.«

Natürlich wusste ich das. Starke, schmerzhafte Bilder aus der Vergangenheit stiegen in mir auf. Es tat weh, so sehr, dass ich fast nicht mehr denken konnte. Aber dies war nicht der Ort und der Zeitpunkt für meinen Schmerz. Ich holte tief Luft und versuchte, die geliebten Gesichter, die mir so sehr fehlten und die ich auf einmal vor mir sah, aus meinem Bewusstsein zu verscheuchen. Erst nach einer Weile war ich wieder in der Lage, mich auf das in diesem Augenblick eigentlich Wichtige zu konzentrieren: Rodolfo.

»Und dann?«

»Dann habe ich gesagt, dass ich sie liebe, dass sie mich nicht allein lassen soll. ›Was soll ich ohne dich machen? Siehst du nicht, dass ich ohne dich nicht leben kann?‹ Sie hat mich angesehen und fest umarmt, und es war, als wollte sie mich trösten.«

»Hat sie etwas gesagt?«

Er nickte.

»Ja: ›Mein blonder Liebling, das Leben hat sich gelohnt, weil ich dich lieben konnte.‹ Dann versagte ihre Stimme. Nach einer Weile fuhr sie fort: ›Aber du hättest ein bisschen früher kommen können, oder?‹«

Rodolfos Worte gingen mir durch und durch. Bei den Analysen bemühe ich mich immer, Wörter wahrzunehmen und keine Bilder. Aber diesmal gelang mir das nicht, und ich sah alles, was er erzählte, wie einen Film vor mir ablaufen. Ich konnte mir genau vorstellen, wie sie sich umarmten und Abschied voneinander nahmen und das Unaufhaltsame aufzuhalten versuchten. Sie bleich und mager, aber immer noch wunderschön. Er stark und gesund, aber zitternd wie ein kleines Kind.

Rodolfos Stimme holte mich in die Wirklichkeit zurück.

»›Halt mich fest‹, hat sie gesagt, ›ich habe Angst.‹«

»Und was haben Sie gemacht?«

»Ich habe gesagt, ich würde den Notarzt rufen. Aber als ich aufstehen wollte, hat sie mich gebeten, das nicht zu tun. ›Ich will nicht allein sterben, unter lauter weiß gekleideten Unbekannten. Ich möchte hier bei dir sterben … in deinen Armen. Ich möchte dich riechen und deine Stimme hören. Bitte, es dauert nur noch ganz kurz. Lass mich jetzt nicht allein, bleib bei mir bis zum Ende.‹ Und so war es dann. Ich habe sie wieder umarmt und ihr den Rücken gestreichelt. Das hat sie sehr gemocht, sie ist dann immer eingeschlafen.«

»Und was ist dann passiert?«

»Irgendwann bin ich erschrocken aufgewacht. Ich war selbst eingeschlafen. Ich habe ihr Gesicht gestreichelt und sie angesehen: Sie war nicht mehr da, sie war tot.«

Schweigen.

»Und dann?«

Es dauerte lange, bis er antwortete. »Ich habe angefangen zu weinen. Ich habe sie wieder fest umarmt, ganz fest. Und dann bin ich wieder eingeschlafen, bis zum nächsten Morgen.«

Ich atmete tief durch.

Wer glaubt, dass wir Psychologen bei den Schilderungen unserer Patienten nichts empfinden, täuscht sich sehr. Manchmal werden wir von unglaublich starken Gefühlen erfasst. Aber wir müssen trotzdem immer wachsam sein, damit diese Gefühle unseren Verstand nicht außer Kraft setzen. Manchmal ist das sehr schwer. Dies war ein solcher Moment.

Rodolfo sagte während der restlichen Sitzung nichts mehr. Ich auch nicht.

Von da an gab es einen klaren Rahmen für Rodolfos Analyse: seine Vergangenheit und seine Gegenwart, zwischen diesen zwei Polen ging es hin und her. Auf der einen Seite die Jahre als Don Juan, wie er es bezeichnete, die durch die Bekanntschaft mit Valeria beendet worden waren. Auf der anderen die Jahre fast völliger Enthaltsamkeit bis zur Bekanntschaft mit Julieta. Beides deutlich voneinander getrennt: sieben Jahre zügelloser Ausschweifungen, dann die Zeit mit Valeria. Danach sieben Jahre Enthaltsamkeit und deren Beendigung durch das Auftauchen Julietas, die Rodolfos Sexualleben wieder in Gang gebracht hatte. Die Symmetrie des Ganzen drängte sich förmlich auf und enthielt zweifellos eine besondere Bedeutung. Aber welche? Ich kam nicht darauf.

So ist es mir oft ergangen: Fälle, bei denen nichts mehr vorwärts ging. Ich hatte alle möglichen Elemente vor Augen, konnte deren Bedeutung aber nicht erkennen. Der Patient erschien regelmäßig zu den Sitzungen, erzählte und tat auch sonst alles, worauf es ankam, und trotzdem wollte sich der verborgene Sinn nicht offenbaren. Für einen Analytiker wird das irgendwann eine ziemlich belastende Angelegenheit. Immer wieder kehrte ich in Gedanken zu den vorausgegangenen Sitzungen zurück, um den Schlüssel zu finden, der mir Zugang zu dem verschaffen sollte, was sich hinter den Worten und Handlungen meines Patienten versteckt hielt. Bis ich irgendwann auf mich selbst böse wurde: »Das kann doch nicht sein. Es muss sich hier irgendwo befinden«, sagte ich zu mir selbst. Doch nichts geschah.

»Nicht so ungestüm, Gabriel«, hatte mein Analytiker einmal zu mir gesagt. »Mit der Bedeutung der Dinge ist es manchmal so, wie wenn ein Hund dem eigenen Schwanz hinterherjagt: Solange Sie ihr wie verrückt nachrennen, wird sie ihnen entwischen. Wenn Sie dagegen entspannt und ohne alle Eile vorgehen, sind Sie auf dem richtigen Weg. Oder wie ein weiser Mann es einmal formuliert hat: ›Es geht nicht darum, verzweifelt zu suchen, sondern in aller Ruhe zu finden.‹«

Trotz meiner langjährigen Berufserfahrung habe ich zugegebenermaßen immer noch Schwierigkeiten, diese Ungeduld in den Griff zu bekommen. Vor allem wenn ich merke, dass das Gesuchte nah ist. Dieses Gefühl drängt sich mir dann jedes Mal mit unabweisbarer Macht auf. Es fehlt nur ein ganz kleines Stück, bevor sich der Schleier hebt... Und trotzdem heißt es abwarten, schließlich liegt es oft genug an einem selbst, wenn die Bedeutung sich nicht zeigen will.

Das galt erst recht in Rodolfos Fall, denn der kannte sich, wie gesagt, mit dem Thema Analyse bestens aus. Was nicht automatisch von Vorteil ist, denn so sehr das Vorwissen eines Patienten die Sache erleichtern kann, kommt es doch auch immer wieder vor, dass dieser eben deshalb jeden Schritt des

Analytikers sogleich durchschaut und daraufhin Abwehrmechanismen in Gang setzt, die alle bis dahin erreichten Fortschritte bei der Selbsterkenntnis unterlaufen. Ein Freund von mir spricht in diesem Fall auch von den »gebrannten Kindern«.

Ich weiß noch, dass ich an einem Samstagvormittag Rodolfos Krankenakte einsteckte und auf der Suche nach einem Ort, wo ich ungestört über den Fall nachdenken könnte, kurzerhand in eine nahe gelegene Bar ging. Eine solche Umgebung hilft mir manchmal beim Überlegen, denn ich kann die Aufmerksamkeit freier umherschweifen lassen, wenn ich die engen Grenzen eines Falles erweitere, indem ich mich den normalen Leuten und den Geräuschen des Alltags aussetze und die manchmal bedrückenden Gedanken durch den angenehm bitteren Geschmack von Kaffee anreichere.

Also, dann nehmen wir das Ganze doch noch einmal neu in den Blick, sagte ich zu mir selbst: Typisch für Neurotiker ist, dass sie alles geradezu zwanghaft wiederholen. Und in diesem Fall gibt es eindeutig zwei siebenjährige Perioden, die durch das Auftauchen einer Frau beendet wurden, die... Überrascht stellte ich fest, dass es da noch eine Überschneidung gab, die mir bisher entgangen war: Auch Julieta war für zwei Jahre in Rodolfos Leben getreten! Valeria hatte ihn nach dieser Zeit verlassen, weil sie gestorben war. Julieta dagegen hatte sich nach der gleichen Zeitspanne von sich aus von Rodolfo getrennt – ein Entschluss, zu dem dieser allerdings, wie er zugab, durchaus mit beigetragen hatte. Anders gesagt: Er hatte selbst dafür gesorgt, dass die Sache mit Julieta nur zwei Jahre gedauert hatte, also exakt so lange wie die mit Valeria.

Und was käme jetzt? Noch mal sieben Jahre – aber was für sieben Jahre?

Ich musste etwas tun, um Rodolfo vor der nächsten zwanghaften Wiederholungsrunde zu bewahren. Doch wie? Wo steckte die Lösung für dieses Geheimnis? Da fiel mir ein Erlebnis aus der Zeit ein, als ich Mathematik studiert hatte. Ich quälte mich damals schon seit fast einer Woche vergeblich mit einer Algebraaufgabe herum. Eines Tages trat während des Unterrichts der Professor an meinen Tisch.

»Sie sehen so bekümmert aus«, sagte er.

Ich nickte. »Ich versuche schon seit Tagen, diese Aufgabe hier zu knacken, aber ich komme einfach nicht auf die Lösung.«

»Darf ich mal sehen?«

Er nahm das Blatt mit meinen Berechnungen und sah es sich an. Nach wenigen Sekunden gab er es mir lächelnd zurück.

»So kommen Sie nie auf die Lösung.«

Ich sah ihn erstaunt an.

»Warum?«

»Weil Ihnen eine Angabe fehlt. Ohne das nötige Minimum an Angaben brauchen Sie in der Mathematik gar nicht erst mit dem Rechnen anzufangen. Und Ihnen fehlt eins dieser Elemente. Machen Sie doch einfach mal eine Liste der Angaben, die Sie haben, dann werden Sie gleich feststellen, welche Sie noch brauchen. Und wenn Sie das festgestellt haben, versuchen Sie, die fehlende Angabe zu bestimmen. Erst dann können Sie sich an die Lösung des eigentlichen Problems machen. Andernfalls mühen Sie sich völlig vergeblich ab.«

So verschieden die dazugehörigen Welten auch scheinen mögen, ist das mathematische Denken dem Denken der Psychoanalyse tatsächlich sehr nahe. Und diese Erinnerung brachte mich auf die richtige Fährte: Versuchte ich womöglich, das Rätsel zu lösen, ohne alle dafür nötigen Angaben beisammenzuhaben? Ganz offensichtlich war es so. Eindeutig, mir fehlte ein Element, um die Hieroglyphe mit Namen Rodolfo zu entziffern. Nur, worin bestand dieses Element?

Ich dachte den ganzen Vormittag darüber nach. Und als Rodolfo zur nächsten Sitzung erschien, hatte ich schon eine Frage für ihn parat.

»Wie alt waren Sie, als Sie zu studieren anfingen?«

Er sah mich überrascht an und lächelte. »Wie ich sehe, haben Sie vor, meine Geschichte aus einer neuen Perspektive in den Blick zu nehmen«, sagte er scherzend.

»Macht Ihnen das etwas aus?«

»Nein. Ich hatte bloß nicht damit gerechnet.«

Seine Antwort tat mir gut – für einen Analytiker gibt es nichts Schlimmeres, als von seinem Patienten gesagt zu bekommen: »Die Frage hatte ich erwartet.« Das trifft ihn nicht nur in seiner Eitelkeit, sondern zeigt auch, dass er sich nicht auf dem richtigen Weg befindet, um seinem Patienten zu helfen. Wenn ein Analytiker auf etwas hinweist, muss es sich um etwas für den Patienten Überraschendes und Neuartiges handeln. Erst recht im Fall von jemandem wie Rodolfo, der mit der Psychoanalyse so vertraut war. Deshalb freute ich mich über seine Antwort.

»Wenn Sie nichts dagegen haben, würde ich gern mit Ihnen über diese Zeit Ihres Lebens sprechen.«

»Nur zu. Das ist schon ewig her, ich war damals fast noch ein Kind. Ich bin gleich nach der Sekundarschule auf die Universität gegangen. Meine Eltern hatten nur sehr wenig Geld, deshalb musste ich neben dem Studium arbeiten. Trotz dieser Mühe tat sich für mich mit dem Beginn des Studiums eine neue Welt auf.«

»Inwiefern?«

»Sehen Sie, ich bin durchaus stolz auf meine Herkunft.«

»Aber?«

»Aber für die Leute, die ich während meines Ingenieursstudiums kennenlernte, galt das nicht. Sie interessierten sich für andere Dinge, unterhielten sich über andere Themen, dachten anders.«

»Ist es Ihnen leichtgefallen, sich an diese neue Welt anzupassen?«

»Nein. Wie gesagt, besonders viele Freunde hatte ich nie, und ich war auch schon immer ein wenig verschlossen. Aber an der Universität konnte ich doch eine Welt aus der Nähe kennenlernen, die meiner bisherigen Umgebung sehr fern war.«

»Lassen Sie uns noch etwas mehr darüber sprechen.«

»Ich habe in einer ziemlich schwierigen Zeit angefangen zu studieren, 1978, also mitten in der Militärdiktatur. Mit Studenten ging man damals nicht gerade zimperlich um. Manche Kommilitonen machten schlimme Erfahrungen. Dazu kam, dass ich eigentlich immer noch große Lust hatte, Musik zu studieren.«

»Auf die Idee, das zu tun, obwohl Ihre Mutter dagegen war, kamen Sie aber nicht, oder?«

Er riss die Augen auf und lachte. »Bei meiner Mutter hatte man keine Wahl, meine Mutter erteilte Befehle.«

»Und Sie gehorchten.«

»Immer.«

Seine Miene verdüsterte sich.

»Woran denken Sie?«

»Dass sie ziemlich aggressiv sein konnte und …«

»Hatten Sie Angst vor ihr?«

Er nickte. Ich merkte, dass er Trauer und Wut zugleich empfand und offensichtlich ein schlechtes Gewissen hatte, weil er in Bezug auf seine Mutter so widersprüchliche Gefühle in sich beherbergte.

Die Frage nach dem Beginn seines Studiums hatte ihn in die Zeit zurückversetzt, als er gerade einmal achtzehn Jahre alt war und die Sekundarschule beendet hatte, in die Zeit also, in der ein junger Mensch eine neue Welt kennenlernt und diese mit der seiner Familie vergleicht. Dabei kommt es häufig zu Konflikten, auch Rodolfo hatte dies zu spüren bekommen. In seinem Fall war der Konflikt allerdings ungewöhnlich heftig.

Dass seine Mutter einerseits ein geradezu übermenschliches Ideal verkörperte, ihn andererseits jedoch in jeder Hinsicht bevormundete, erwies sich für Rodolfo als unauflösbarer Widerspruch. Ihr Verhalten verunsicherte ihn immer wieder. Beispielsweise drängte sie Rodolfos Vater dazu, ihn finanziell zu unterstützen, damit er studieren könne, verweigerte ihm selbst aber jede Form von Anerkennung. Ihr starker Charakter ließ sie oftmals aggressiv wirken. Rodolfo erinnerte sich noch genau, wie groß seine Angst vor ihrem widersprüchlichen Verhalten gewesen war. Sobald es wegen irgendeiner Kleinigkeit zum Streit kam, fürchtete er, das Ganze könne sich zum Skandal auswachsen wie im Fall seiner Klavierlehrerin Amelia. Die Zeit, in der sich die Persönlichkeit eines Menschen endgültig herausbildet, verbrachte er folglich hin- und hergerissen zwischen dem Ideal einer Familie, die ihre bescheidenen Verhältnisse durch Ausdauer und Anstrengung überwindet, und ständiger Einschüchterung und Entmächtigung durch eben diese Familie. Die harmlose Frage nach seiner Studienzeit hatte ein bedrückendes und konfliktreiches Thema auf den Tisch gebracht: Rodolfos Beziehung zu seiner

Mutter, den Hass und die Liebe, die Bewunderung, aber auch die Scham, die diese gleichzeitig in ihm hervorgerufen hatte. Und den Einfluss, den all dies unweigerlich auf die Herausbildung seiner Persönlichkeit gehabt hatte.

Dieser Zeit seines Lebens widmeten wir zahlreiche Sitzungen. Unterdessen schlief Rodolfo, trotz der Trennung, immer wieder einmal mit Julieta oder ging mit wechselnden neuen Bekanntschaften aus, und ebenso oft kam er auf die Geschichte mit Valeria zurück. All das schien in seinem Kopf wild durcheinanderzugehen. Trotzdem versuchte ich stets aufs Neue, zu seiner ödipalen Problematik zurückzukehren.

»Wie verhielt sich Ihr Vater bei alldem?«

»Mein Vater war ein Feigling«, sagte Rodolfo und senkte den Kopf. »Er war unfähig, ihr zu widersprechen, und den Mut, sich ihren Beschlüssen entgegenzustellen, hatte er erst recht nicht. Wenn meine Mutter auf mich losging, stand er schweigend daneben. Er hat sich nie eingemischt. Höchstens dass er hin und wieder versucht hat, mich zu trösten, wenn sie nicht mehr dabei war.«

»Und was hat er dann gesagt?«

»›Du weißt ja, wie deine Mutter ist.‹ Ich wusste allerdings nie, ob das kritisch oder als Lob gemeint war. Unglaublich.«

Ich sah ihn an.

»Was ist unglaublich?«

»Dass eine solche Frau so enden musste.«

Ich ließ ihm ein bisschen Zeit, dann stellte ich die nächste Frage: »Was ist denn passiert?«

Kurzes Schweigen. Er vertiefte sich in seine Erinnerungen, und so wie er dabei aussah, taten diese Erinnerungen weh.

»Am Ende war sie ein Wrack, eine Ruine.«

»Erzählen Sie.«

»Meine Mutter hat sich nie allzu viel um sich selbst gekümmert. Sie kam als ganz junges Mädchen aus Polen hierher, und
von da an arbeitete sie in allen möglichen Jobs, was auch immer sich ergab. Als Näherin, Köchin, Putzfrau. Mein Vater
war Maurer und dadurch saisonbedingt immer wieder mal
arbeitslos. Deshalb hing es letztlich immer von meiner Mutter
ab, ob es bei uns genug zu essen gab. Ich weiß noch, wie ich
sie als Kind manchmal begleiten musste, wenn sie irgendwo
putzen ging oder ein Paar Hosen zum Flicken abholte.« Er
machte eine Pause. »Es gab aber auch eine Zeit, da aß und
trank sie zu viel und rauchte ununterbrochen und gönnte sich
fast keine Ruhepause. Entsprechend angespannt und nervös
war sie.«

»Anders gesagt, psychisch war sie ständig an der Grenze
dessen, was sie aushalten konnte.«

»Physisch auch.«

Ich nickte.

»Als ich einmal nach Hause kam«, fuhr er fort, »war nur
mein Vater da. Er weinte und sagte, meine Mutter habe einen
Zusammenbruch erlitten, und sie hätten sie ins Krankenhaus
bringen müssen. Was genau mit ihr los war, wusste niemand.
Mein Vater erwartete jedenfalls, dass ich die Sache in die Hand
nahm. Er selbst war außerstande dazu.«

»Und was haben Sie gemacht?«

»Ich bin ins Krankenhaus gegangen. Der Arzt hat erklärt,
sie habe einen Schlaganfall erlitten. Ich will jetzt nicht auf Einzelheiten eingehen, es war jedenfalls ziemlich ernst. Anders
gesagt, es war nicht klar, ob sie überleben würde.«

Schweigen.

»Und hat sie überlebt?«

Er sah mich an. »Leider ja.«

»Warum leider?«

Er schüttelte den Kopf. »Weil die Folgen wirklich schlimm waren.«

»Erzählen Sie.«

»Sie konnte nie wieder arbeiten. Sie war gerade noch dazu imstande, sich fortzubewegen, aber immer musste ihr einer von uns dabei helfen. Die ganze Zeit lief ihr der Speichel aus dem Mund, und richtig essen konnte sie auch nicht mehr. Mit dem Sprechen war es nicht besser, sie war kaum noch zu verstehen. Sie hat sich sogar eingekackt.« Hier fing seine Stimme an zu zittern. »Aber das Schlimmste war, dass sie es selbst gemerkt hat.«

»Hat sie sich dagegen aufgelehnt?«

»Nein, nie. Aber manchmal, wenn ich sie sauber gemacht oder ihr zu essen gegeben habe, hat sie mich angesehen, und ihr sind die Tränen in die Augen getreten. Die Ärmste. Für eine Frau wie sie, mit so viel Energie und einem so starken Charakter, muss es schrecklich gewesen sein, sich auf diesen Zustand reduziert zu sehen.«

»Für Sie auch, nehme ich an.«

»Ja. In dieser hilflosen Person, die nichts allein machen konnte, war meine Mutter für mich fast nicht wiederzuerkennen. Sie hatte ihre Würde verloren«, sagte er bedrückt. Das Wort »Würde« spielte für ihn eine wichtige Rolle. Immer wieder tauchte es in seinen Äußerungen auf. »Auch wenn es grausam klingt: Zum Glück hat dieser Zustand nicht lange angehalten.«

Mein Herz schlug schneller. Unwillkürlich zögerte ich, bevor ich die nächste Frage stellte. Dann tat ich es aber doch: »Wie lange hat sie denn noch gelebt?«

Er sah mich an, ohne meine innere Anspannung zu bemerken. Doch als wollte er die Situation auskosten, ließ er sich mit der Antwort einige Sekunden Zeit. Schließlich sagte er: »Fast zwei Jahre.«

Ich erwiderte nichts. Insgeheim hatte ich genau diese Antwort erwartet.

Diese zwei Jahre waren für Rodolfo eine sehr schwierige Zeit. Angesichts der mangelnden Tatkraft seines Vaters übernahm er schon bald die Rolle des »Herrn im Haus«. Zu allen anstehenden Entscheidungen wurde er befragt, und nichts geschah ohne seine Zustimmung.

»Und wie fühlten Sie sich dabei?«

»Schlecht, aber mir blieb nichts anderes übrig. Ich erlebe es als ungerecht und zugleich als ganz natürlich.«

»Warum ungerecht?«

»Weil niemand fragte, ob ich diese Rolle tatsächlich übernehmen wollte. Eigentlich hatte ich andere Pläne. Aber ich ließ mich widerspruchslos darauf ein und verzichtete, ohne es groß infrage zu stellen, nicht einmal vor mir selbst, auf meine eigenen Wünsche, um die Erwartung der Familie zu erfüllen.«

»Was für Wünsche waren das?«

»Ich wollte gleich nach dem Diplomabschluss noch einen Master machen. Und reisen, meine Kenntnisse erweitern, die Welt kennenlernen. Zu alldem kam es nun nicht mehr.«

Ich hörte ihm schweigend zu. Wieder ein Traum, der unerfüllt geblieben war. Vielleicht hatte er sich deshalb zu Julieta hingezogen gefühlt: Sie hatte all diese Dinge tun können.

»Mein Vater war nicht in der Lage, die Verantwortung zu übernehmen, und meine Mutter konnte ja nicht nur nicht mehr arbeiten, sie musste versorgt werden, ihre Medikamente mussten bezahlt werden, es musste genügend Geld ins Haus kommen...«

»Und so haben Sie auf Ihre Pläne verzichtet.«

»Ja. Aber na ja, so schlimm war das auch wieder nicht. Zum Glück schaffte ich mein Diplom auf Anhieb und war danach im Besitz der Telefonnummern mehrerer Studienkolleginnen, die ich fleißig nutzte...« Er lächelte. »Und in meinem Beruf fand ich mich gut zurecht, ich stieg auf und erlangte schon bald eine Stellung, die mir ein angenehmes Leben ermöglichte und mir das Gefühl gab, erfolgreich zu sein.«

Ich sagte nichts. Aber wenn er sich selbst hätte zuhören können, hätte er gemerkt, dass er so, wie er es darstellte, nicht besonders überzeugend wirkte. Doch wie mein Lehrer seinerzeit gesagt hatte: Es ging nicht darum, verzweifelt zu suchen, sondern in aller Ruhe zu finden. Und eine wichtige neue Angabe hatte ich inzwischen. Trotzdem fehlte immer noch eine.

Wir arbeiteten weiter intensiv an dieser Thematik, bis Rodolfos Aufmerksamkeit sich irgendwann wieder verstärkt der Gegenwart zuwandte: In seinem Leben war eine neue Frau aufgetaucht. Sie hieß Analía. Er hatte sie bei Valerias bester Freundin Lorena kennengelernt, die Rodolfo gelegentlich besuchte. Analía war fünfundzwanzig Jahre alt und Lorenas jüngere Schwester. Rodolfo fühlte sich sehr von ihr angezogen.

»Ich kenne dich«, hatte Analía gesagt, als sie sich zum ersten Mal bei Lorena begegneten.

»Ach ja?«

»Ja. Du warst der Mann von Valeria. Als ich klein war, warst du ein paarmal bei uns.«

Der Mann von Valeria – diese Worte berührten Rodolfo tief.

»Verstehen Sie?«, sagte er.

»Was soll ich verstehen?«

»Ich bin der Kleinen vor fünfzehn Jahren zum ersten Mal begegnet.«

»So klein ist sie jetzt aber nicht mehr. Nicht nur für Sie vergeht die Zeit, Rodolfo. Erzählen Sie mir etwas über sie.«

Er beschrieb sie als sehr nettes, wohlerzogenes und hübsches »Mädchen«. Und dazu hochintelligent, was für ihn von großer Bedeutung war. Die Begegnung mit ihr beeindruckte ihn so sehr, dass er, fast ohne es zu merken, von da an mit keiner anderen Frau mehr ausging. Auch die gelegentlichen Treffen mit Julieta fanden seitdem nicht mehr statt.

Nachdem sie mehrere Wochen lang über E-Mail und SMS kommuniziert hatten, beschloss Rodolfo, Analía anzurufen. Schon bald war beiden klar, dass es etwas Besonderes zwischen ihnen gab. Rodolfo wollte sich allerdings vorerst auf nichts Ernsthaftes einlassen, weshalb sie auch niemandem von ihren Begegnungen erzählten.

»Es fällt mir nicht leicht, mit einer Frau ins Bett zu gehen, die fast noch ein junges Mädchen ist.«

Rodolfo hatte ein schlechtes Gewissen. Einerseits wegen des Altersunterschieds, andererseits wegen Analías enger Beziehung zu Valeria. Und obwohl er viele gute Dinge über Analía erzählte, konnte er es sich nicht verkneifen, gleichzeitig immer wieder auch sehr schlecht über sie zu reden.

»Eigentlich ist sie bloß eine dumme Kuh.«

»Warum sagen Sie so etwas?«

»Darum. Weil sie ein richtiges Mamakind ist. Ihre Eltern zahlen ihr komplettes Studium, sie braucht dafür nicht einen Peso selbst zu verdienen. Wirklich, manchmal würde ich sie am liebsten zum Teufel jagen.«

»Dass Sie es trotzdem nicht tun, dürfte seine Gründe haben, nehme ich an.«

»Bestimmt, aber fragen Sie mich nicht, welche, ich weiß es selbst nicht. Manchmal sage ich mir, dass ich offenbar aus reinem Masochismus mit ihr zusammen bin.«

Das nahm ich ihm nicht ab.

Wenn Rodolfo in der nächsten Zeit allerdings über jemanden schimpfte, dann war das in der Tat Analía. Immer wieder verglich er sie mit seinen früheren Partnerinnen, und jedes Mal kam sie schlecht dabei weg.

»Sehen Sie mal, selbst Julieta, die immer alles auf dem Silbertablett serviert bekommen hat und den ganzen Tag hätte im Bett liegen und ihr Geld zählen können, hat sich die Mühe gemacht, die Welt zu bereisen und sich als Person zu entwickeln. Analía dagegen …«

»Was ist mit Analía?«, unterbrach ich ihn. »Soweit ich verstanden habe, ist sie wunderschön und arbeitet viel. Und genau wie Sie kommt sie nicht aus einem reichen Elternhaus und steht trotzdem kurz davor, ein glänzendes Examen abzulegen. Ist doch so, oder?«

»Ja.«

»Dann verstehe ich nicht, warum Sie sich so über sie aufregen.«

»Weil sie einfach doof ist«, erwiderte Rodolfo und fuhr fort, sie zu kritisieren, ohne im Geringsten auf meine Äußerung einzugehen.

Am auffälligsten war, wie heftig er über sie herzog. In ihrem Fall ließ er keinerlei Verdienst gelten und wurde wirklich sehr aggressiv. Genau das, was er an seiner Mutter so gehasst hatte, schien mir dabei auf einmal in ihm selbst hervorzubrechen.

»Ich verstehe Sie nicht«, sagte ich. »Wenn Sie tatsächlich so über Analía denken, warum beenden Sie die Beziehung mit ihr dann nicht?«

Er seufzte.

»Weil ich in sie verliebt bin.«

Ich lächelte.

»Gut. Aber verliebt sein allein reicht nicht.«

Er sah mich fragend an. »Wie meinen Sie das?«

»Vielleicht gibt man normalerweise viel zu viel auf die Liebe, glauben Sie nicht? Ich meine damit, dass die Liebe, wie ein Mathematiker es sagen würde, eine notwendige, aber nicht ausreichende Bedingung dafür ist, dass eine Paarbeziehung funktioniert. Ganz ohne Liebe ist wohl überhaupt kein gesundes Funktionieren möglich, aber Liebe allein garantiert ebenso wenig, dass es in einer Beziehung friedlich und beglückend zugeht.«

»Es braucht also noch mehr…«

»Selbstverständlich.«

»Und zwar?«

»Respekt, Verlässlichkeit und liebevollen Umgang miteinander, zum Beispiel. Vor allem aber sollte es möglich sein, dass beide das Zusammenleben als angenehm empfinden, dass ihre Lebensfreude dadurch gestärkt wird. Glauben Sie mir, ich habe schon oft gesehen, dass Paare, die vielleicht nicht ganz so innig verliebt waren, viel besser zurechtkamen als Paare, die sich heftigst liebten, aber wegen ihrer großen charakterlichen Unterschiede trotzdem kein harmonisches Zusammenleben zustande gebracht haben.«

»Was wollen Sie damit sagen?«

»Dass Sie Analía noch so sehr lieben können – wenn es Ihnen nicht gelingt, eine angstfreie Beziehung aufzubauen, sehe ich für diese Geschichte ziemlich schwarz.«

»Sie sagt, dass sie mich auch liebt und ohne mich nicht leben kann.«

»Wie romantisch! Ich fange gleich an zu weinen...«

Er lachte. »Machen Sie sich über mich lustig?«

»Ja, Rodolfo, denn mit jemandem zusammen sein sollte nicht bedeuten, dass man ohne ihn nicht leben kann. Neulich haben wir über den Unterschied zwischen unseren Wünschen und unseren Bedürfnissen gesprochen, wissen Sie noch?«

»Ja.«

»Gut, und was wir da über Sex gesagt haben, gilt auch für die Liebe. Eine gesunde Liebesbeziehung bedeutet nicht, dass man ohne den anderen nicht leben kann, das wäre etwas Krankhaftes. In einer gesunden Liebesbeziehung *möchte* man nicht ohne den anderen leben, obwohl man es könnte, man *wünscht sich* an seiner Seite zu sein, weil das Leben *mit* dem anderen erfüllter ist als *ohne* ihn. Deshalb ist es gut und schön, wenn Sie beide sich so sehr lieben, aber wenn Sie gleichzeitig ständig böse auf Analía sind und es Ihnen so schwerfällt, sie so zu akzeptieren, wie sie ist, führt diese Liebe nirgendwohin.«

Er sah mich schweigend an. Ich wusste nicht, ob er dem, was ich gesagt hatte, zustimmte. Er ließ sich seine Gefühle nicht anmerken. Aber er schien auf jeden Fall nachzudenken.

Rodolfos und Analías Beziehung entwickelte sich schnell. Von Tag zu Tag wurde das Verhältnis inniger, und dass sie sich liebten, war offensichtlich. Trotzdem regte Rodolfo sich weiterhin ständig über Analía auf. Warum? Ich fand keine Antwort auf diese Frage.

Einige Wochen später erzählte er von einem Traum, den er gehabt hatte.

»Ich gehe eine dunkle Straße entlang. Ich höre Geräusche, Schreie, nehme seltsame Bewegungen wahr. Als ich näher komme, sehe ich zwei Polizisten, die mit einem Mann diskutieren. Das Gesicht des einen Polizisten kann ich nicht erkennen. Der Mann weint und sagt, sie sollen ihm bitte das Tier zurückgeben, das der Polizist ohne Gesicht auf dem Arm trägt. Der Polizist sagt nein, denn er, der Mann, sei nicht in der Lage, für das Tier zu sorgen. Der Mann weint weiter und bittet, ihm eine zweite Chance zu geben, aber der Polizist sagt, dafür sei es zu spät. Dann sieht der Polizist mich und sagt: ›Kommen Sie mal her. Ich brauche einen Zeugen.‹ Ich will nicht, aber der Polizist sagt, ich müsse kommen, jeder müsse tun, was das Gesetz vorschreibt. Da bekomme ich große Angst.«

Er machte eine Pause.

»An mehr erinnere ich mich nicht.«

Schweigen.

»Rodolfo, wie das mit der Traumanalyse funktioniert, wissen Sie ja. Also, fangen wir an.«

Er dachte einen Augenblick nach.

»Na gut, wo die Straße war, kann ich schlecht sagen, aber ich habe das Gefühl, ich kenne sie aus irgendeinem Spielfilm oder Dokumentarfilm.«

»Wissen Sie, aus welchem?«

»Nein. Aber ich glaube, es war ein italienischer Film. Vielleicht spielte er in Venedig, ich erinnere mich, dass ich das Geräusch von Wasser gehört habe.«

»Gut. Was noch?«

»Die Schreie und die Bewegungen erinnern mich an eine Diskussion, die ich einmal gehabt habe. Eine sehr hitzige Diskussion.«

»Worum ging es in der Diskussion in dem Traum?«

»Um das Tier – ein Haustier.«

»Was für ein Haustier?«

»Ich weiß nicht, aber …«

»Ja?«

»Ein Kater, glaube ich. Ja, ein Kater.«

»Sagen Sie mir etwas über diesen Kater.«

Er überlegte.

»Ein ganz normaler Kater, keine besondere Rasse. Er ist sehr klein, und eigentlich ist es gar kein Kater, sondern eine Katze.«

Ich merkte seiner Stimme an, dass er über etwas nachdachte, was ihn sehr bewegte. Doch nun hatte er seinen Gedankengang offensichtlich abgebrochen und war verstummt. Ich kannte das schon von ihm: So war es jedes Mal, wenn eine aufwühlende Erinnerung sich in seinem Inneren Gehör verschaffen wollte. Auch jetzt wieder schien er mit aller Kraft dagegen anzukämpfen. Was in jedem Fall ein klares Anzeichen dafür war, dass es sich um etwas Wichtiges handelte. Ich musste ihm helfen, diese Erinnerung zuzulassen.

»Sagen Sie, woran denken Sie bei dieser Katze?«

»Ich weiß es nicht. Ich habe nie eine Katze gehabt.«

›Ich habe nie eine Katze gehabt.‹ Ich dachte über seine letzten Worte nach. Dann stelle ich die nächste Frage: »Sie sagen also, Sie haben nie eine Katze gehabt. Aber wer hatte denn eine?«

Er überlegte. Und wehrte sich offensichtlich erneut gegen seine Gedanken. Dann setzte er zum Sprechen an. Und verstummte wieder. Nach langem Schweigen sah er mich schließlich an. »Ich kann es nicht glauben.«

»Was denn?«

»Lucía hatte eine Katze.«

Ruhig fragte ich: »Wer ist Lucía?«

»Lucía ist…«, sagte er und verbesserte sich: »Lucía war meine erste Freundin.«

»Erzählen Sie mir von ihr.«

Er seufzte. Die Geschichte musste sehr lange her sein. Er brauchte eine Weile, um die Verbindung zu diesem Teil seines Lebens wiederaufzunehmen. »Wir wohnten im selben Viertel. Und unsere Familien waren befreundet. Ich war in der vierten Klasse der Sekundarschule, als ich anfing, mit ihr zu gehen. Ich war damals sechzehn, und sie ein Jahr jünger. Sie war wunderschön!«

Der Traum hatte also die Erinnerung an Lucía wachgerufen. Ich war gespannt, was er uns noch mitzuteilen haben würde.

»Rodolfo, eine dunkle Straße, Stimmen, seltsame Bewegungen, das Geräusch von Wasser, und dazu Lucía – sagt Ihnen das etwas?«

Lastendes Schweigen. Fünf, sechs Minuten lang kam von Rodolfo kein Wort. Er saß bloß reglos da und sah mich nicht einmal an. Dafür ging sein Atem immer heftiger. Irgendwann hob er den Blick. Er wirkte völlig verstört.

»Gabriel, darüber habe ich noch nie mit jemandem gesprochen.«

Diesen Satz hörte ich nicht zum ersten Mal. Aber er schien durchtränkt wie selten von etwas, was unbedingt ausgesprochen werden wollte.

»Ich höre Ihnen zu.«

Trotzdem ließ er sich Zeit.

»Ich habe Lucía sehr geliebt. In aller Unschuld natürlich, ich war ja noch sehr jung, aber das, was ich für Lucía empfand, habe ich so nie wieder für jemanden empfunden. Sie war so schön, dass ich bei ihrem Anblick gar nicht glauben konnte, dass sie an meiner Seite war. Wir sahen uns täglich. Nachmittags, nach der Schule, gingen wir zusammen spazieren. Es war sehr schön, wir lachten viel … träumten gemeinsam von der Zukunft. Es war eine wunderbare Zeit.«

»Und was ist dann passiert?«

Er holte tief Luft. »Normalerweise gingen wir einen Weg entlang, der zum Fluss führte. (›Ich gehe eine dunkle Straße entlang.‹ ›Ich erinnere mich, dass ich das Geräusch von Wasser gehört habe.‹) Am Ufer setzten wir uns und unterhielten uns. Später gingen wir vor allem dorthin, weil wir allein sein wollten. Sie kennen das, oder? Hier konnten wir uns ungestört umarmen und küssen. Aber miteinander geschlafen haben wir nie. Damals war es nicht so einfach, mit einem Mädchen zu schlafen. (Analía hatte er auch als Mädchen bezeichnet.) Man musste schon ein bisschen Geduld aufbringen. Ich konnte das. Als es schließlich dazu kommen sollte, waren wir bereits zwei Jahre zusammen.«

Zwei Jahre – bei diesen Worten merkte ich auf. Ich ging aber vorläufig nicht darauf ein.

»Was ist denn damals geschehen?«

»Es war im Frühling. Wir saßen am Fluss, und es war bereits dunkel, man sah fast nichts. Wir küssten uns, berührten uns, und da habe ich irgendwann gesagt …« Er machte eine kurze Pause. »Dass ich sie gerne nackt sehen würde. Dass ich ihr nichts tun würde, aber dass ich unbedingt wollte, dass wir uns nackt umarmen.«

Auf einmal wirkte er angespannt und verärgert. Er ballte die Fäuste, und ein Schweißtropfen lief ihm über die Stirn. Schließlich räusperte er sich und sprach weiter.

»Sie war noch so jung, und sie hat mich so geliebt.«

Er schien sie rechtfertigen zu wollen, als ob sie etwas Schlimmes getan hätte.

»Es hat eine Weile gedauert, aber irgendwann hatte ich sie überredet. Zuerst habe ich ihr die Bluse ausgezogen und dann ihr weißes Mieder angestarrt. Ich schwebte über allen Wolken, glauben Sie mir. Ich habe es ungeschickt aufgeknöpft, und dann habe ich es ihr ausgezogen. Sie hat den Blick gesenkt, und ich habe ihre wunderschönen kleinen Brüste angesehen. Ich habe sie fest umarmt. Sie hat gesagt: ›Ich habe Angst.‹ (Genau wie Valeria viele Jahre später, in der Nacht, als sie starb.) Und ich habe gesagt, sie soll sich keine Sorgen machen. Dann habe ich ihr die Hose aufgeknöpft. Zuerst war es nicht einfach, sie runterzuziehen, aber von den Knien an ging es ganz leicht. Ich weiß noch, wie ich danach meine Hand unter ihren Schlüpfer geschoben habe. Ich habe sie gestreichelt, und sie ist zusammengezuckt.«

Er machte eine kurze Pause.

»Das war der glücklichste Augenblick meines Lebens!«

Erneut eine Pause.

»Und wie immer in meinem Leben hat das Glück nur ganz kurz gehalten.«

Bei diesem Satz musste ich tief Luft holen. Ich durfte ihn jetzt aber nicht unterbrechen.

»Was ist dann passiert, Rodolfo?«

»Wir waren beide sehr erregt und haben uns so nah wie noch nie gefühlt. Aber da waren auf einmal Stimmen zu hören und näher kommende Schritte. (›Ich höre Geräusche, Schreie, nehme seltsame Bewegungen wahr.‹) Wir erstarrten und wussten nicht, was wir tun sollten. Plötzlich beleuchtete uns der Strahl einer Taschenlampe. Uns gegenüber standen zwei Personen – meine Mutter, und noch jemand, den ich nicht erkennen konnte, weil das Licht der Taschenlampe mich blendete. Es war Lucías Vater, wie ich später erfuhr. (›Als ich näher komme, sehe ich zwei Polizisten, die mit einem Mann diskutieren. Das Gesicht des einen Polizisten kann ich nicht erkennen.‹)«

Schweigen.

»Am liebsten wäre ich gestorben. Ich habe Lucía in die Arme genommen, um ihre Blöße zu bedecken, aber da war bereits alles zu spät. Sie hat angefangen zu zittern. ›Zieh dich an‹, hat ihr Vater gesagt. Und sie hat gehorcht. Ich wollte etwas einwenden, aber meine Mutter sagte, ich solle mich raushalten.«

Wieder unterbrach er sich und verlor sich in seinen Erinnerungen. Ich gestand ihm die Pause zu.

»Die Ärmste war so geschockt, sie konnte nicht einmal weinen. Ihr Vater hat sie wortlos am Arm genommen, aber nicht roh, ihm war es offensichtlich vor allem peinlich, wirklich böse wirkte er nicht. Als er mit ihr fortgehen wollte, bin ich auf ihn zugetreten und habe gesagt, es sei nichts passiert, das könne ich schwören, und ich würde sie lieben und sei bereit, sie zu heiraten, aber sie sollten uns bitte nicht trennen. (›Der Mann weint und sagt, sie sollen ihm bitte das Tier zurückgeben, das der Polizist ohne Gesicht auf dem Arm trägt.‹) Aber Lucías Vater sagte bloß, dass er nicht wolle, dass ich sie noch einmal sehe. Er schien auch jetzt nicht wirklich böse, sondern eher traurig. Ich wollte etwas erwidern, aber da schaltete sich meine Mutter ein und sagte, er könne beruhigt sein, sie werde dafür sorgen, dass das nicht vorkommt. Ich bat meine Mutter, mir zu helfen, aber sie …«

»Was hat sie gemacht?«

»Sie hat gesagt, ein Rotzbengel wie ich habe in so einem Augenblick gar nichts zu sagen, und um das zu unterstreichen, hat sie mir eine geknallt.« (›Der Polizist sagt nein, denn er, der Mann, sei nicht in der Lage, für das Tier zu sorgen. Der Mann weint weiter und bittet, ihm eine zweite Chance zu geben, aber der Polizist sagt, dafür sei es zu spät.‹)«

Rodolfo verstummte wieder, diesmal für sehr lange. Tränen liefen ihm übers Gesicht, Tränen der Wut über die erfahrene Ungerechtigkeit.

»Und wie ging es weiter, als Sie danach mit Ihrer Mutter allein waren?«

»Sie hat auf dem ganzen Weg kein Wort gesagt. Aber als wir zu Hause angekommen sind, ist sie mit mir in mein Zimmer gegangen und hat erklärt, über das, was geschehen sei, würden wir mit niemandem reden, auch mit meinem Vater nicht. Das würde unter uns bleiben. Ich dürfe mich Lucía aber nie wieder nähern. Ich sagte, das könne sie mir nicht verbieten, und sie antwortete, dass ich tun würde, was sie gesagt hätte, weil sie meine Mutter sei. Und ich solle bloß nicht wagen, nicht auf sie zu hören, das würde schlimme Folgen haben. (›Ich will nicht, aber der Polizist sagt, ich müsse kommen, jeder müsse tun, was das Gesetz vorschreibt.‹) Ich bin fast durchgedreht. Ich habe mir vorgestellt, wie schlecht es Lucía gehen muss, und ich wollte unbedingt zu ihr. Das habe ich auch meiner Mutter gesagt.«

»Und was hat sie geantwortet?«

Er fing wieder an zu schluchzen. »Dass ich Lucía in Ruhe lassen soll, und dass ich ihr schon genug angetan hätte – ich hätte Lucías Leben ruiniert. In ihrer eigenen Familie würden sie sie ab sofort bloß noch wie eine Hure ansehen, und daran sei ich schuld. ›Du wirst immer nur alles kaputt machen, was du anrührst, weil du nicht weißt, was *Würde* ist‹, hat sie gesagt und ist aus dem Zimmer gegangen.«

Langes Schweigen.

»Und was war mit Lucía?«

»Eine Woche später haben wir uns bei einer Freundin von ihr getroffen, um über die Sache zu sprechen. Wir haben uns umarmt und geweint. Ich habe gesagt, sie soll bitte mit mir kommen, wir würden abhauen.« Er lächelte. »Ich weiß, das klingt kitschig, aber vergessen Sie nicht, wir waren damals siebzehn beziehungsweise achtzehn.«

»Und was hat Lucía gesagt?«, fragte ich, ohne auf seine Bemerkung einzugehen.

»Sie hat nein gesagt. Dazu habe sie nicht den Mut, sie wolle sich nicht noch mehr von ihrer Familie entfernen. ›Es war schrecklich, mein Vater hat kein Wort gesagt, nichts, der Ärmste war viel zu niedergeschlagen und enttäuscht. So etwas will ich ihm nie wieder antun.‹ Dann hat sie mich angesehen und gesagt: ›Ich werde nie wieder jemanden so sehr lieben wie dich. Ich schwöre, ich werde dich nie vergessen. Aber ich möchte nicht, dass wir uns noch einmal sehen.‹ Ich habe nicht gewusst, wohin mit meinem Kummer, und trotzdem habe ich gespürt, dass sie recht hatte. Ich habe sie so fest umarmt, wie ich konnte, und dann habe ich gesagt, sie würde für immer meine Frau sein, und dass es keine andere in meinem Leben geben werde … Ziemlich idiotisch, was?«

Ich sah ihn ernst an. Dieses Versprechen war keineswegs idiotisch. Im Gegenteil, Rodolfo hatte sich während all der Jahre daran gehalten.

Nach einer so intensiven Sitzung brauchen meine Patienten oft eine Pause, um all das, was zutage gekommen ist, ein wenig sacken zu lassen, bevor wir darangehen können, aus den Splittern, die wir zusammengetragen haben, den Spiegel wiederherzustellen. Im Fall von Rodolfo verzichteten wir aber auf eine Pause und machten stattdessen gleich beim nächsten Treffen mit unverminderter Energie weiter.

»Ich nehme an, das, woran wir letztes Mal gearbeitet haben, hat mit meinem jetzigen Zustand zu tun. Helfen Sie mir herauszufinden, wie das alles zuammenhängt.«

Es ist nicht unproblematisch, einem Patienten seine eigene Geschichte auf abstrakte, kalte, analytische Art darzustellen. Trotzdem hat er das Recht zu begreifen, welche Logik seinem Verhalten zumindest teilweise zugrunde liegt. Das geht nicht immer und in jedem Fall, sehr wohl aber bei Rodolfo, weshalb ich ihm diese Art der Erklärung auch nicht vorenthalten durfte.

»Also gut, mal sehen, wie Sie das finden: Ihr Leben seit Ihrer Beziehung mit Lucía könnte man in Perioden einteilen, die jeweils neun Jahre dauern. Diese Perioden wiederum ließen sich in je eine zweijährige und eine siebenjährige Etappe aufspalten.«

Er sah mich neugierig an, offenkundig darum bemüht, mir seine volle Aufmerksamkeit zukommen zu lassen, weshalb ich meinerseits versuchte, mich so klar wie möglich auszudrücken.

»Die erste Periode ginge dabei von Ihrem sechzehnten bis zu Ihrem fünfundzwanzigsten Lebensjahr. Was ist damals passiert?«

»Ich habe Lucía kennengelernt.«

»Genau. Und Sie waren zwei Jahre mit ihr zusammen. Bis es zu einem traumatischen Erlebnis kam.«

»Der Tag, an dem wir überrascht und anschließend gezwungen wurden, uns zu trennen.«

»Ja und nein.«

Er sah mich an.

»Erklären Sie mir das.«

»Dass Sie überrascht und zur Trennung gezwungen wurden, stimmt. Aber mit der Trennung war es dann doch ein bisschen anders, denn Sie sind ja anschließend trotzdem zu Lucía gegangen und haben ihr vorgeschlagen, mit Ihnen abzuhauen oder die Beziehung heimlich fortzusetzen. Genau genommen wurden Sie also nicht durch Ihre Eltern getrennt, sondern Lucía wollte die Beziehung von da an nicht aufrechterhalten.«

Er überlegte.

»So habe ich das noch nie gesehen.«

Kurzes Schweigen.

»Als Sie vor Langem einmal über Valeria gesprochen haben, haben Sie etwas gesagt, was mir bis heute nicht aus dem Kopf geht.«

»Und was war das?«

»Sie haben gesagt: ›Valeria war wirklich jemand, der für sich gekämpft hat.‹ Und ich habe mich damals gefragt: ›Und wer nicht?‹ Damals habe ich gedacht, Sie beziehen sich auf Julieta oder auf Ihren Freund Sergio, aber jetzt glaube ich, das stimmt nicht.«

»Gemeint war Lucía.«

Ich nickte. »Aber machen wir erst einmal weiter. Was ist nach dem Ende Ihrer Beziehung mit Lucía geschehen?«

Er sah mich ratlos an.

»Es folgten sieben Jahre, in denen Sie fast nie mit einer Frau zusammen waren. Dafür haben Sie Ihre gesamte Energie darauf gerichtet, Ihr Studium voranzutreiben. Wissen Sie, wie die Psychologen diesen Mechanismus bezeichnen?«

»Nein.«

»Sublimierung. Das heißt, man richtet seine sexuelle Energie auf etwas anderes, Konstruktives, dem Bereich der Kultur Zugehöriges. In Ihrem Fall, Ihr Studium. Können Sie mir folgen?«

»Selbstverständlich.«

»So ging es, bis Sie fünfundzwanzig wurden. Und was geschah dann?«

»Meine Mutter wurde krank.«

»Genau. Ihre Mutter hatte einen Schlaganfall und konnte von da an nicht mehr für sich selbst sorgen. Womit die stolze, übermächtige Gestalt verschwand, die sozusagen das Gesetz verkörperte, das Ihnen, als Sie achtzehn waren, untersagt hatte, Lucía zu lieben. Zurück blieb ein schwaches, hilfloses, ganz auf Sie angewiesenes Wesen. Und Ihr eingeschüchterter Vater, der Sie kurzerhand zum Hausvorstand ernannte. Und Sie, was haben Sie gemacht?«

»Ich habe mich darauf eingelassen.«

»Ja, und damit erneut auf die Erfüllung eines großen Traums verzichtet, wie zuvor mit Lucía. Nur dass Ihr Traum diesmal darin bestand, einen Master zu machen und zu reisen, die Welt kennenzulernen. Und zwei Jahre später starb dann Ihre Mutter.«

»Genau genommen waren es nicht ganz zwei Jahre.«

Ich lächelte.

»Das ist das Problem bei der Psychologie: Sie ist keine exakte Wissenschaft, manchmal nimmt sie es sich heraus, die psychische Zeit und die wirkliche Zeit einfach gleichzusetzen. Aber das mit den neunjährigen Perioden stimmt trotzdem haargenau, das werden Sie sehen.«

Jetzt lächelte auch er.

»Ich weiß. Ich habe nur einen Witz gemacht, mir selbst zuliebe, um ein bisschen die Spannung rauszunehmen.«

»Das verstehe ich.« Ich sah ihn an. Offenkundig wartete er neugierig darauf, wie es weitergehen würde. »Und was kam nach dem Tod Ihrer Mutter?«

»Meine wilden Jahre. Die Zeit, in der ich mit so vielen Frauen zusammen war wie nur möglich.«

»Und Sie wissen ja: Mit allen zusammen sein heißt, mit keiner zusammen sein. Das heißt, eigentlich haben Sie die ganze Zeit versucht, allein zu bleiben und das Versprechen einzuhalten, das Sie Lucía gegeben hatten: dass Sie nie wieder mit einer anderen Frau zusammen sein würden.«

»Als Valeria auftauchte, war es damit aber vorbei.«

»Genau so ist es.«

»Und? Mit ihr hatte ich schließlich eine richtige Liebesbeziehung.«

Ich sah ihn an.

»Rodolfo, Sie wissen doch, dass wir schon seit Längerem überlegen, was all die Frauen, mit denen Sie zusammen waren und die so unterschiedlich wirken, trotz allem gemeinsam haben könnten.«

»Natürlich, ich denke seit Monaten darüber nach.«

»Na gut, ich glaube, jetzt wissen wir es.« Er sah mich erstaunt an. »All diesen Frauen ist gemeinsam, dass Sie mit keiner von ihnen eine langfristige Beziehung hätten aufbauen können. Entweder gefielen sie Ihnen nicht genug, oder Sie fanden die dazugehörige Familie langweilig und eingebildet, oder sie stellten für Sie keine wirkliche intellektuelle Herausforderung dar. Warum auch immer – keine von ihnen hätte jedenfalls Ihre Frau werden können.«

»Valeria schon«, erwiderte er.

»Rodolfo, Valeria am allerwenigsten, im Gegenteil, sie passte so gut wie keine andere in Ihr Schema. Deshalb haben Sie es sich in ihrem Fall auch erlaubt, sich mit Haut und Haar zu verlieben: In Valerias Fall bestand nicht die Gefahr, dass Sie Ihr Versprechen nicht würden halten können, denn Valeria war todkrank.«

Meine Worte hatten ihn offensichtlich getroffen, ja gekränkt.

»Wollen Sie sagen, dass ich mich nur in sie verliebt habe, weil sie todkrank war?«

Das war eine schwierige Frage, denn damit wollte er wissen, ob seine Liebe zu Valeria wahrhaftig gewesen war oder nicht, und das konnte ich natürlich nicht beurteilen.

»Nein. Ich möchte sagen, dass Sie es sich erlaubt haben, sich in Valeria zu verlieben, weil diese Beziehung keine Zukunft hatte. Ob Sie sie tatsächlich geliebt haben oder nicht, können nur Sie selbst beantworten. Eins ist aber sicher: Valeria hat Ihnen erlaubt, ihr zur Seite zu stehen, ihr Mann zu sein und sie zu beschützen – Lucía dagegen hat das nicht zugelassen. Und ich glaube, Sie brauchten jemanden, um den Sie sich kümmern konnten, und zwar eine Frau, die nicht Ihre Mutter war.«

Er überlegte eine Weile.

»Gabriel, ich glaube, ich habe Valeria wirklich geliebt.«

»Das glaube ich auch«, erwiderte ich aufrichtig. »Ja, ich glaube sogar, dass diese Liebe Ihnen etwas wiedergegeben hat, was Ihre Mutter Ihnen viele Jahre zuvor, bei dem Gespräch über Lucía, genommen hatte.«

Er sah mich erstaunt an.

»Und zwar?«

»Ihre Würde.«

Die letzten Worte berührten ihn tief, und ich ließ ihm Zeit, sie zu verarbeiten.

»Ja, das stimmt«, sagte er weinend. »Mit ihr habe ich meine Würde als Mann wiedererlangt. Und vielleicht war ich deshalb am Ende trotz allem glücklich.«

Ich machte eine zustimmende Handbwegung. Dann sagte ich: »Aber zwei Jahre später kam es erneut zu einer traumatischen Erfahrung: Valeria starb.«

»Ja. Und danach habe ich mich wieder von den Frauen zurückgezogen. Erneut eine Art von Sublimierung?«

»Ich glaube, ja. Sie haben sich anderen Dingen zugewandt, auf der Gefühlsebene wie auch auf der materiellen Ebene. Zum einen der Freundschaft mit den Leuten, die sie durch Valeria kennengelernt hatten – ›die wichtigsten Menschen in meinem Leben‹, wie Sie einmal gesagt haben –, zum anderen Ihrer Arbeit. In dieser Zeit haben Sie beruflich große Fortschritte gemacht, Sie haben Ihre ganze Energie auf Ihre Karriere gerichtet und waren dabei sehr erfolgreich.«

»Und nach sieben Jahren tauchte dann Julieta auf, mit der ich jetzt zwei Jahre zusammen war und ständig gestritten habe. Unglaublich, wie mechanisch das abläuft, ich komme mir vor wie die reinste Marionette!«

Ich lächelte.

»Viele Menschen folgen solchen seelischen Perioden, die ihr Leben auf die eine oder andere Weise bestimmen. Aber nicht alle machen sich die Mühe, sich Rechenschaft darüber abzulegen, um sich anschließend von diesem Mechanismus zu befreien.«

Er überlegte eine Weile. »Und im Fall von Julieta habe ich es schließlich geschafft, sie dazu zu bringen, mich zu verlassen. Und damit meiner Vorbestimmung treu zu bleiben.«

»Ich glaube, ja. Trotzdem haben Sie noch davor von sich aus angefangen, Julieta abzulehnen.«

»Stimmt. Ich weiß aber immer noch nicht, warum eigentlich.«

»Ich glaube, aus zwei Gründen.«

»Und zwar?«

»Zum einen, weil sie offenbar eine wenig sensible Person ist, die überflüssigen Dingen einen viel zu großen Wert beimisst.«

»Das ganz bestimmt.«

»Ja, aber glauben Sie nicht, dass letztlich die Tatsache ausschlaggebend war, dass Julieta Ihnen, was Ihre unerfüllten Wünsche anging, sozusagen den Spiegel vorhielt?«

»Wie meinen Sie das?«

»Am Beginn unserer Arbeit habe ich einmal zu Ihnen gesagt, dass man oft genau deshalb so wütend über etwas wird, weil es mit einem selbst zu tun hat, erinnern Sie sich noch?«

»Ja.«

»Na gut, ich glaube, das, was Julieta trotz ihrer angeblichen Oberflächlichkeit erreicht hat, erinnerte Sie an all das, was Sie trotz Ihrer Fähigkeiten und Ihrer Intelligenz nicht haben erreichen können. Meinen Sie nicht? Sie verfügten über alle Voraussetzungen und haben es trotzdem nicht geschafft. So wie Sergio. Julieta dagegen hat es geschafft.«

Er sagte nichts. Offensichtlich war er damit beschäftigt, meine Worte zu verarbeiten. Jetzt kam ihm alles zweifellos völlig klar und eindeutig vor. So ist das oft: Wenn die Teile eines Puzzles irgendwann anfangen, sich zusammenzufügen, scheint auf einmal alles kinderleicht. Aber das täuscht. Normalerweise ist hierzu stets eine lange Vorarbeit nötig.

»Außerdem sind Sie, glaube ich, deshalb so böse auf Julieta

geworden, weil Sie gespürt haben, dass Ihnen durch diese Geschichte Ihre Würde erneut abhandenkommt.«

Wieder schwieg er. Sein Gesicht verriet erst Wut, dann Trauer.

»Stimmt. Ich habe versucht, jemand zu sein, der ich gar nicht bin, und damit habe ich mir selbst die Würde genommen.«

Da erinnerte ich mich, wie nachlässig gekleidet er zu seinem ersten Besuch in meiner Praxis erschienen war. Offensichtlich wollte er sich auf diese Weise vom wohlhabend-gediegenen Stil von Julietas Familie absetzen, die ihn dazu gebracht hatte, sich selbst zu verleugnen. Erst jetzt fiel mir auf, dass sich das schon seit Längerem geändert hatte. Manchmal brauchen auch wir Analytiker eine Weile, um das Offensichtliche zu bemerken.

»Irgendwie habe ich ein komisches Gefühl«, sagte er nach erneutem Schweigen.

»Inwiefern?«

»Ich fühle mich zufrieden, verärgert, bedrückt, voller Ängste und Hoffnungen – alles gleichzeitig. Ob da endlich meine Psychose zum Ausbruch kommt?«, erklärte er, selbstironisch lächelnd.

»Nein«, erwiderte ich lachend, »verrückt wird man nicht, wenn man will, sondern nur wenn man auch dazu imstande ist. Und Sie sind schon aufgrund Ihrer psychischen Struktur unfähig dazu.«

»Und das heißt …?«

»Das heißt, dass Sie über all das nachdenken und sich klarmachen müssen, dass jedes dieser Gefühle seinen Sinn und seine Berechtigung hat. Sie haben Gründe, traurig zu sein, und Gründe, um sich zu freuen. Und es gibt Gründe für Ihren Kummer, aber auch für Ihre Hoffnungen.«

»Da haben Sie recht.«

Wieder schwieg er lange. Ich wollte die Sitzung schon beenden, da sagte er plötzlich: »Nur noch eine Frage.«

»Ich höre.«

»Der Mechanismus scheint sich diesmal nicht fortzusetzen: Ich habe weder jeden Kontakt zu den Frauen abgebrochen, noch spiele ich wieder den Don Juan.«

»Genau so ist es.«

»Was habe ich denn dieses Mal anders gemacht?«

»Sie haben sich Hilfe gesucht.«

Er dachte nach.

»Stimmt. Allerdings habe ich auch schon früher Analysen gemacht, wie Sie wissen. Doch wenn ich es mir genauer ansehe, war das jedes Mal ungefähr in der Mitte einer meiner speziellen Perioden, nie während einer Übergangsphase. Vielleicht hat auch das eine Rolle gespielt.«

»Kann sein.«

»Und Analía?«

»Was ist mit Analía?«

»Wie passt sie in das Schema?«

Ich dachte einen Augenblick nach. Ich wusste nicht, ob ich etwas dazu sagen sollte oder nicht. Schließlich antwortete ich: »Ich glaube, im Fall von Analía gibt es einen Bezug zu den beiden wichtigsten Liebesbeziehungen Ihres bisherigen Lebens. Einerseits ist sie wunderschön und noch sehr jung – wie seinerzeit Lucía. Andererseits steht sie offensichtlich in sehr enger Beziehung zu Valeria. Was meinen Sie?«

Kurzes Schweigen.

»Heißt das, dass ich erneut eine ungesunde Wahl getroffen habe? Und dass ich Analía nicht wirklich lieben kann?«

»Nein, das heißt, dass Sie die Wahl haben, mit oder ohne

Analía die immergleiche Geschichte zu wiederholen – oder eben nicht. Was auch immer Sie jetzt tun, Rodolfo, die Entscheidung liegt ganz bei Ihnen.«

In dem Jahr nach dieser Sitzung arbeiteten wir an all den Verlusterfahrungen Rodolfos: an dem Verlust seiner Unschuld, seiner Freiheit zu lieben, dem Verlust Valerias, seiner Würde, der Möglichkeit, einen Masterabschluss zu machen, und so weiter. Außerdem setzten wir uns intensiv mit dem Thema der Hassliebe zu seiner Mutter auseinander. Es war wichtig für ihn, sich mit der Erinnerung an sie zu versöhnen, und es gelang ihm auch.

Dadurch kamen wir auch erneut auf das Thema seiner Studien zu sprechen. Rodolfo war zu dem Schluss gelangt, dass den Doktor zu machen für ihn bedeuten würde, dass er sich einen eigenen Namen verschaffen könnte. Das wiederum hieß, dass er fortan nicht mehr nur der Sohn seiner Eltern wäre, sondern sich die Möglichkeit erobert hätte, selbst Vater zu werden.

Die Beziehung mit Analía beendete er, ohne dass sie jemals miteinander geschlafen hätten. Er arbeitete hart, um herauszufinden, was ihn an Analía so erboste, und er gelangte schließlich zu dem folgenden Ergebnis: Analía verkörperte für ihn tatsächlich eine mögliche Frau – die einzige, die seine Mutter ihm nicht verbieten konnte, die einzige, die nicht kurz vor dem Sterben stand, und die einzige, die es ihm möglich machte, ohne Verlust seiner Würde eine Paarbeziehung einzugehen. Also die einzige Beziehung mit zuverlässigen Zukunftsaussichten – oder anders gesagt: die einzige Beziehung, die nicht schon von vornherein zum Scheitern verurteilt war. Und damit war dies auch eine Beziehung, die es ihm ermöglicht hätte, das Lucía vor so vielen Jahren gemachte Versprechen zu brechen. Trotz allem war die Beziehung mit Analía zu stark mit der Erinnerung an Valeria verknüpft. Deshalb zog er es vor, die Sache nicht weiterzuverfolgen. Seither lebte er allein, aber ruhig und zufrieden, auch wenn er von der Möglichkeit träumte, eines Tages eine Familie zu gründen.

Vor einem Monat schließlich teilte er mir mit, dass er die Analyse nun abbrechen wolle. Das taten wir dann. Er fühlte sich im Einklang mit sich selbst und seinem Leben und wollte die Arbeit mit mir nicht weiterführen.

Für mich blieben einige Fragen offen, Dinge, die sich bei mir angesammelt hatten, ohne dass wir sie bis dahin bearbeiten konnten. So war ich zum Beispiel überzeugt, dass der Zyklus seiner biografischen Perioden schon früher begann. Denn er hatte beispielsweise sieben Jahre lang Klavierunterricht bei Amelia gehabt und später zwei Jahre lang das Konservatorium besucht. Zwei Jahre vergingen auch zwischen dem Streit seiner Mutter mit seiner Klavierlehrerin und dem Beginn seiner Liebesbeziehung mit Lucía. Darüber hinaus fragte ich mich: Könnte nicht schon in Rodolfos früher Kindheit etwas Wichtiges geschehen sein – als er zwei Jahre alt war, oder auch sieben –, was der Auslöser dieser sich periodisch wiederholenden schmerzhaften Erfahrungen gewesen wäre? Spielte dabei vielleicht sein Vater eine wichtige Rolle, den er fast während der gesamten Analyse tunlichst von seinen Erinnerungen ausnahm?

Außerdem hätte ich es schön gefunden, wenn Rodolfo es sich erlaubt hätte, auf die eine oder andere Weise den Musiker in sich wieder zum Leben zu erwecken. Wenn er es sich hätte ermöglichen können, diesem vielleicht größten Wunsch seines Lebens Raum zu gewähren, selbst unter den Einschränkungen, die die Wirklichkeit nun einmal mit sich bringt. Aber dazu kam es nicht. Das Klavier stand weiterhin unberührt vergessen in einer Ecke seines Esszimmers. Vielleicht wartete es noch immer auf ihn. So wie sein Traum, eine Familie zu gründen und Vater zu werden. Aber wie auch immer, das waren meine Hoffnungen – und Rodolfo hatte alles Recht der Welt, selbst über sein Leben zu entscheiden.

Sexualität, Jugend, Trauer

Rocíos Geschichte

Obwohl die Schule am Mittag zu Ende war, trug Rocío immer noch ihre Schuluniform, als sie am späten Nachmittag in der Praxis erschien. Mit der Zeit sollte ich mich an den Anblick gewöhnen, denn sie war fast immer so gekleidet, wenn sie zu mir kam. Beim ersten Mal war ich jedoch zugegebenermaßen ein wenig irritiert über ihren – für mich ungewohnten – Aufzug.

»Ich habe Sie ein paarmal im Radio gehört«, sagte sie zur Eröffnung. »Ich fand Sie super. Aber wenn meine Mutter Sie ausgesucht hat, können Sie wohl doch nicht so toll sein ...«

So stellte sie sich in meiner Praxis vor – hart, aggressiv, kampfbereit.

Für ihre sechzehn Jahre war sie weder besonders groß noch klein, sah sehr gut aus, hatte einen dunklen Teint und einen durchdringenden Blick. Und ließ mich deutlich spüren, wie entnervt sie war, dass man sie zwang, zu mir zu kommen.

»Ist es Ihnen unangenehm, hier zu sein?«

»Mehr oder weniger.«

»Möchten Sie mir etwas erzählen?«

»Nein.«

Unsere Beziehung fing offensichtlich alles andere als gut an.

»Sind Sie verärgert, oder kommt mir das nur so vor?«

»Um das zu merken, braucht man kein Psychologe zu sein ...«

So würden wir wohl kaum besonders weit kommen. Ich musste entschieden eingreifen, um sie von ihrer ablehnenden Haltung abzubringen. Das war nicht unriskant, vor allem, da ich es mit einer Heranwachsenden zu tun hatte. Außerdem war dies unser allererstes Treffen. Doch ich hatte keine Wahl. So wie es jetzt war, konnten wir nicht weitermachen. Ich stand auf.

»Na gut, wissen Sie was? Besser, wir lassen es sein.«

Sie sah mich erstaunt an.

»Wie? Sind wir schon fertig?«

»Ja, wir sind fertig.«

»Das verstehe ich nicht.«

»Das ist nicht so schwer zu verstehen. Soweit ich sehe, haben Sie keine Lust, sich mit mir zu unterhalten, und ich habe nicht die geringste Lust, meine Zeit zu verlieren, und erst recht nicht möchte ich Sie zu etwas zwingen, was Sie nicht interessiert. Aus irgendeinem Grund, den ich nicht kenne, ist es Ihnen unangenehm, hier zu sein, und Sie reagieren darauf, indem Sie mich attackieren. Und das bringt weder Ihnen noch mir etwas. Also sparen wir uns das Ganze lieber, einverstanden?«

Sie zögerte.

»Aber meine Mutter hat gesagt, ich muss hierher kommen«, sagte sie. Auf einmal klang ihre Stimme fast kindlich.

»Ja, aber auf Patienten, die keine Lust haben, lasse ich mich nicht ein, das mache ich nie. Darum rufe ich jetzt am besten Ihre Mutter an und sage ihr, dass sie nicht mit mir zu rechnen braucht.«

»Aber sie hat gesagt, Sie hätten schon alles besprochen.«

»Das stimmt, aber wir beide müssen uns natürlich auch einig werden, schließlich sollen Sie meine Patientin werden, nicht Ihre Mutter. Und soweit ich sehe, wollen Sie das nicht.«

Sie stand ebenfalls auf – offensichtlich verwirrt. So reif sie auch wirkte – sie war natürlich noch immer ein halbes Kind.

»Und was soll ich zu ihr sagen?«

»Zu wem?«

»Zu meiner Mutter.«

Ich zuckte mit den Schultern.

»Sagen Sie, was Sie wollen, schließlich sind Sie erwachsen, oder?«

Schweigen.

»Sprechen Sie mit ihr?«

»Natürlich.«

Sie sah mir in die Augen. »Damit liefern Sie mich ihr aus«, erklärte sie verängstigt.

Ich sah ihr ebenfalls in die Augen. »Ich habe noch nie einen Patienten jemandem ausgeliefert. Falls Sie glauben sollten, ich würde Ihrer Mutter alles erzählen, was wir hier besprechen, haben Sie sich getäuscht. Ich bin Analytiker, kein Informant«, sagte ich ruhig, aber mit Nachdruck.

Sie versuchte, meinem Blick standzuhalten, senkte aber irgendwann den Kopf.

»Ich hab mich total unmöglich benommen, stimmt's?«

Dass sie sich auf einmal so offen ausdrückte, ließ mich lächeln.

»Wenn Sie möchten, können wir noch einmal von vorn anfangen.«

Wir schwiegen, bis sie sich schließlich wieder hinsetzte. Ich fasste das als Zustimmung auf und setzte mich ebenfalls wieder auf meinen Stuhl.

»Keine Sorge«, sagte sie lächelnd, »ich bin nicht immer so nervig.«

»Sie können beruhigt sein: Ich auch nicht.«

Lorena, Rocíos Mutter, hatte mich zuvor um ein Gespräch gebeten, da sie wissen wollte, ob ich die Behandlung ihrer Tochter übernehmen könnte. Lorena war 38 Jahre alt und arbeitete
als Managerin bei einem internationalen Unternehmen. Zwei
Jahre zuvor war sie Witwe geworden. Ihr Ehemann Alejandro
hatte beim Fußballspielen mit Freunden einen Herzinfarkt erlitten. Damals war er 44 und der Besitzer eines bedeutenden
Unternehmens, dessen Leitung nach seinem Tod sein Bruder
übernommen hatte. Lorena und Rocío waren also in finanzi-
eller Hinsicht gut gestellt.

Lorena erzählte, sie mache sich Sorgen um ihre Tochter.
Rocío sei aggressiv, abweisend und die meiste Zeit nur mit
sich selbst beschäftigt. Das beziehe sich nicht nur auf sie, ihre
Mutter, sondern auch auf Rocíos langjährigen Freundeskreis.

»Rocío geht, seit sie vier ist, auf ihre jetzige Schule. Ihre
Freunde dort kennt sie also schon fast ihr ganzes bisheriges
Leben – sie und ihre Freunde haben sozusagen gleichzeitig
zu sprechen angefangen. Aber seit einiger Zeit will sie nichts
mehr mit ihnen zu tun haben, mit keinem von ihnen. Sie interessiert sich bloß noch für diesen Rodrigo.«

»Wer ist Rodrigo?«

»Der Junge, mit dem sie zusammen ist, ein komischer Typ.«

Schwierigkeiten in der Schule habe ihre Tochter nicht, fuhr
Lorena fort. Manchmal werde sie von den Lehrern ermahnt,
aber nur weil sie sich desinteressiert zeige oder unpassende
Dinge sage. Ihre Noten dagegen seien gut.

»Ich glaube, sie kommt nicht über den Tod ihres Vaters hinweg«, sagte sie beunruhigt.

»Das ist natürlich auch keine einfache Sache, meinen Sie
nicht? Erst recht in Rocíos Alter.«

»Ja, das stimmt natürlich, aber ehrlich gesagt hat ihr seltsames Benehmen schon vor Alejandros Tod angefangen. Danach wurde es allerdings schlimmer.«

Lorena war wirklich bekümmert, und das war nur zu begreiflich. Die meisten Eltern haben große Schwierigkeiten, ihre pubertierenden Kinder zu verstehen. Auf einmal beginnt das Kind, das bis dahin fröhlich im Haus umherlief und die Eltern nahezu vergötterte, seinen Erzeugern freche Antworten zu geben, sich ihren Anordnungen auf herausfordernde Weise zu widersetzen und ein bislang völlig unbekanntes Verhalten an den Tag zu legen. Für die Eltern ist es, als müssten sie auf einmal mit einem Fremden zusammenleben. Und teilweise ist das auch so. Das betrifft allerdings nicht nur die Eltern. Im Gegenteil, der Pubertierende durchlebt in der gleichen Zeit seinerseits starke Ängste, die keineswegs kleingeredet werden dürfen. Wie verstörend muss es sein, eines Tages in einer vollkommen veränderten Welt aufzuwachen. Unser Körper ist anders, unsere Stimme, und unsere Bedürfnisse und Wünsche auch. Selbst unsere Familie, dieser bislang so sichere und schützende Bereich, besteht auf einmal aus lauter Leuten, die uns seltsam und irgendwie bedrohlich ansehen.

Niemand verkörpert die Worte des berühmten argentinischen Schriftstellers Jorge Luis Borges besser als ein Jugendlicher in der Pubertät: »Wer bin ich? Ich versuche es herauszufinden.«

Dieser Entdeckungsvorgang bringt normalerweise große Schwierigkeiten mit sich und ruft Gefühle und Empfindungen hervor, mit denen nicht alle ohne die Hilfe anderer Menschen zurechtkommen. Umso mehr jemand wie Rocío, die einen so schwerwiegenden Verlust hatte hinnehmen müssen.

Die Vorstellung, dass ich ihrer Mutter den Inhalt unserer Unterhaltungen wiedergeben könnte, bereitete Rocío Kopfzerbrechen. Zu Beginn der Analyse sprachen wir darüber.

»Rocío, Sie sind noch nicht volljährig, das Sorgerecht für Sie hat Ihre Mutter, ob Sie wollen oder nicht. Das verschafft Ihnen allerdings eine Reihe von Rechten, zum Beispiel, dass Ihre Mutter dafür sorgen muss, dass Sie ein Dach über dem Kopf haben und zur Schule gehen können, und dass Sie Kleidung und genug zu essen haben. Sie hat dafür aber auch verschiedene Rechte. Und eins dieser Rechte besteht darin, dass sie wissen darf, wohin Sie gehen, wann Sie wieder zurückkommen oder, wie in diesem Fall, wie es um Ihre psychische Gesundheit bestellt ist.«

»Das klingt ja grässlich – ›psychische Gesundheit‹.«

»Keine Sorge – so sagt man nun mal in unserer Fachsprache.«

»Sorgen mache ich mir deswegen auch nicht. Aber heißt das, dass Sie gezwungen sind, meiner Mutter alles weiterzuerzählen, was ich hier sage?«

»Nein. Wahrscheinlich werde ich sie irgendwann treffen, um mit ihr darüber zu sprechen, wie es Ihnen geht. Und ich müsste ihr Bescheid geben, wenn ich den Eindruck habe, dass in Ihrem Fall ein besonderer Handlungsbedarf besteht. Mir steht es außerdem frei, Ihre Mutter anzurufen, wenn es mir im Zusammenhang Ihrer Analyse notwendig erscheint. Natürlich werde ich Sie in jedem Fall vorher darüber informieren.«

»Heißt das, Sie fragen mich dann um Erlaubnis?«

»Nein. Aber ich gebe Ihnen Bescheid.«

»Und wenn ich dagegen bin?«

»Dann sprechen wir so lange darüber, bis wir uns einig

sind. Und wenn uns das nicht gelingt, werde ich auf jeden Fall überlegen, was die beste Lösung für Sie sein könnte.«

»Sie werden meine Mutter also wahrscheinlich auch treffen, wenn ich das nicht möchte.«

»So ist es.«

Schweigen.

»Sind Sie einverstanden?«

»Kann ich darüber noch ein bisschen nachdenken?«

»Selbstverständlich.«

Sie ging, doch vorher verabredeten wir noch, dass sie mich anrufen würde, sobald sie entschieden hatte, ob sie mit mir eine Analyse anfangen wolle oder nicht. Am selben Abend rief sie an.

»Gabriel, kann ich Ihnen noch eine Frage stellen, bevor ich mich entscheide?«

»So viele Sie wollen.«

Kurzes Schweigen.

»Sie werden mich nicht verraten, oder?«

Der Tonfall, in dem sie das sagte, ließ mich aufhorchen. Sofort musste ich daran denken, was sie kurz nach Beginn unseres ersten Treffens gesagt hatte: »Damit liefern Sie mich ihr aus.« Was hatte es mit diesem Thema auf sich? Wer hatte sie schon einmal verraten? Und welches Geheimnis sollte auf keinen Fall bekannt werden? Antworten auf diese Fragen hatte ich bislang nicht. Die Frage, die Rocío mir gerade gestellt hatte, konnte ich allerdings sehr wohl beantworten:

»Nein, Rocío, ich werde Sie nicht verraten.«

Am anderen Ende der Leitung war ein erleichtertes Seufzen zu hören. »Also gut, ich bin einverstanden.«

»Schön. Ich erwarte Sie nächste Woche, ja?«

»Ja.«

»Bis dann, also.«

»Ja, bis dann.«

Nachdenklich legte ich auf.

Ich arbeite nicht oft mit so jungen Patienten. Vielleicht, weil ich mich bei der Analyse mit Erwachsenen besser oder einfach sicherer fühle. Heranwachsende, vor allem in der Pubertät, zeichnen sich durch einige Eigenheiten aus. Ihre Abwehrmechanismen ändern sich. Die aus der Kindheit genügen nicht mehr, und die des Erwachsenen stehen ihnen noch nicht endgültig zur Verfügung. Sie sind oft nicht imstande, über das, was in ihnen vorgeht, zu sprechen oder es auf andere Weise zum Ausdruck zu bringen, und so lassen sie sich zu allen möglichen mehr oder weniger gravierenden Handlungen verleiten, etwa, dass sie unangekündigt die Nacht nicht zu Hause verbringen oder anfangen, Drogen auszuprobieren. Bei alldem müssen sie weiterhin mit den Ansprüchen und Erwartungen der Erwachsenen zurechtkommen – keine leichte Aufgabe.

Oft fällt einem Jugendlichen auch die Rolle des Sündenbocks zu, der symptomatisch für alles steht, was eigentlich ein Problem der ganzen Familie ist. Damit erfüllt er eine für die anderen höchst nützliche Funktion und bezahlt mit seinem Leiden für das, was zu Hause schiefläuft. Wenn es dem Jugendlichen in einem solchen Fall mithilfe der Analyse gelingt, sich aus dieser Rolle zu befreien, richtet sich der Zorn der Eltern oft auf den Analytiker. Sie sprechen seiner Arbeit ihren Wert ab, indem sie behaupten, alles sei nun noch schlimmer als vorher – wenn sie ihren Schützling die Behandlung nicht sogar kurzerhand abbrechen lassen. Das macht die Arbeit mit Heranwachsenden zu einer ziemlich komplexen

Angelegenheit, und ich muss zugeben, dass ich ungern unter solchen Bedingungen arbeite.

Eine weitere Besonderheit der Arbeit mit Kindern oder Heranwachsenden ist die Tatsache, dass oftmals aus ganz unterschiedlichen Gründen Hilfe gesucht wird, stehen hier doch entsprechend unterschiedliche Interessen auf dem Spiel: auf der einen Seite die der Eltern – in Rocíos Fall etwa war ihre Mutter besorgt, weil sie nicht wusste, wie ihre Tochter mit der Trauer über den Tod des Vaters zurechtkam, und weil sie gleichzeitig sah, dass diese sich immer mehr von allem zurückzog. Auf der anderen Seite stehen die Erwartungen des Patienten, der Woche für Woche zur gemeinsamen Arbeit in die Praxis kommt. Oft braucht es ziemlich viel Zeit, um diesen Erwartungen gerecht werden zu können. Außerdem benötigt ein Jugendlicher besondere Unterstützung, damit es ihm gelingt, sich tatsächlich auf die analytische Arbeit einzulassen und das Gefühl zu überwinden, er komme bloß, weil die Eltern das wollen. Bis er schließlich von sich aus das Bedürfnis verspürt, etwas über sich selbst zu erfahren. Mit Rocío war es allerdings sehr schnell möglich, in diesem Sinn zu arbeiten.

Aus irgendeinem Grund hatte ich ihren Fall angenommen. Und sie beschloss daraufhin, mir zu vertrauen, so wie ich ihr versprach, sie nicht zu verraten.

»Meine Mama hat gesagt, ich soll mit Ihnen über meinen Papa sprechen.«

»Und wie finden Sie das?«

»Ich weiß nicht. Ich bin natürlich traurig darüber, dass er gestorben ist. Aber darüber wäre ja wohl jeder traurig.«

Sie sprach langsam, gefasst.

»Manchmal heule ich die ganze Nacht, aber ich drücke mir das Kissen aufs Gesicht, damit meine Mama mich nicht hört.«

Ich versuchte mir vorzustellen, wie sie litt, ganz für sich allein, ›damit meine Mama mich nicht hört‹. Vielleicht tat sie das nicht nur, weil sie mit ihrem Schmerz ungestört sein wollte. Vielleicht wollte sie auf diese Weise auch ihre Mutter beschützen – sie sollte nicht wissen, wie sehr sie litt, um nicht selbst noch mehr leiden zu müssen. Aber auf die Beziehung zu ihrer Mutter würden wir später zurückkommen. Für dieses Mal hatte Rocío sich offensichtlich vorgenommen, über ihren Vater zu sprechen.

»Denken Sie viel an ihn?«

Sie lächelte traurig. »Klar, mein Vater war einfach der Größte.«

Sie holte ihr Handy hervor und zeigte mir ein Foto, auf dem er sie umarmte. Das Foto war das Hintergrundbild ihres Displays. Ich sah es eine Weile an und gab ihr das Handy dann zurück.

»Haben Sie sich gut verstanden?«

»Ja, obwohl wir nie viel miteinander gesprochen haben. Aber mit mir kann man auch nicht so leicht viel sprechen, ich bin nämlich ziemlich schweigsam. Ich war gern mit ihm unterwegs. Wir sind spazieren gegangen, ohne viel zu reden. Er hat mir den Arm um die Schulter gelegt ... Der Ärmste, manchmal wusste er einfach nicht, wie er es anstellen sollte, um sich mit mir zu unterhalten. Aber für mich war das gar nicht nötig. Mir hat es vollkommen gereicht, wenn wir zusammen waren. Vielleicht ...« Sie verstummte.

»Vielleicht?«

»Vielleicht hätte ich ihn ein bisschen glücklicher machen können, wenn ich mehr geredet hätte.«

So wie sie das sagte, schien sie deshalb aber keine Schuldgefühle zu haben. Es wirkte eher wie ein bloßer Gedanke. Weshalb ich auch nicht weiter darauf einging.

»Was von ihm vermissen Sie am meisten?«

Sie überlegte.

»Das klingt jetzt vielleicht komisch, aber ich weiß nicht, ob
ich ihn vermisse … Ich bin jedenfalls nicht traurig, weil ich
ihn *jetzt* nicht sehen kann, sondern weil ich weiß, dass ich ihn
nie wieder sehen kann. Verstehen Sie?«

»Ja.«

»Ist das schlimm?«

»Warum sollte das schlimm sein? Jeder verarbeitet seine
Verluste auf seine eigene Art und Weise.«

Sie lächelte.

»Was ist?«

»Sie arbeiten sonst immer mit Erwachsenen, stimmt's?«

»Ja, normalerweise schon. Warum?«

»Wegen der Art, wie Sie sich ausdrücken: ›Jeder verarbeitet
seine Verluste auf seine eigene Art und Weise.‹«

Ich lachte. »Sie haben recht. Das klingt ganz schön steif.«

»Kein Problem. ›Jeder verarbeitet seine Verluste auf seine
eigene Art und Weise‹«, sagte sie noch einmal und versuchte,
zum Spaß meine Stimme nachzuahmen.

Wieder lachte ich.

»Glauben Sie an Gott, Gabriel?«, fragte sie auf einmal ganz
ernst.

Ich hielt es für besser, nicht direkt auf diese Frage zu antworten.

»Warum fragen Sie das?«

»Ich meine, glauben Sie, dass mein Papa mich von irgendwo aus sehen kann?«

»Warum? Haben Sie Angst, er sieht bestimmte Dinge, die Sie tun?«

Sie seufzte.

»Nein. Ich tue nicht so viele schlimme Dinge, wie Sie und meine Mama glauben.«

»Da täuschen Sie sich. Ich weiß nicht, was Ihre Mutter glaubt oder nicht, aber ich glaube in dieser Hinsicht gar nichts, ich frage bloß. Beunruhigt Sie das?«

»Nein. Seit er nicht mehr da ist, frage ich mich bloß manchmal, ob es nach dem Tod irgendetwas gibt.«

»Und was glauben Sie?«

»Dass es nichts gibt. Dass mein Vater nirgendwo ist, und dass das Leben ein riesengroßer Mist ist.«

Erwachsen ist jeder, wie Philippe Ariès einmal gesagt hat, der schon einmal einen geliebten Menschen verloren hat, egal in welchem Alter. In diesem Sinn war Rocío erwachsen.

Wir sprachen diesmal noch viel über ihren Vater. Sie weinte ein bisschen. Und sie war traurig. Aber meinem Eindruck nach nicht auf krankhafte Weise. Der Tod ihres Vaters tat ihr weh, aber alles andere wäre auch seltsam gewesen. Sie war bekümmert, aber genau das war schließlich zu erwarten. Natürlich würde ich sie bei ihrer Trauerarbeit begleiten. Und dennoch hatte ich nicht den Eindruck, dass ihre Trauer der Grund dafür war, dass sie sich seit einiger Zeit so auffällig verhielt. Woran lag es dann? Ich wusste es nicht. Aber unsere Beziehung vertiefte sich, und sie hatte immer größeres Vertrauen zu mir. Und wenn sie so weit wäre, darüber zu sprechen, würde sie das auch tun. Sie brauchte einfach noch Zeit, und ich war bereit, ihr diese Zeit zuzugestehen.

»Ihre Mutter hat angerufen«, teilte ich Rocío bei einer der nächsten Sitzungen mit.

»Und?«

»Und was?«

»Was wollte sie?«

»Sie wollte mir bloß sagen, dass sie bereit ist, jederzeit mit mir zu sprechen, falls ich das Bedürfnis danach habe.«

»Und was haben Sie geantwortet?«

»Dass sie gerne kommen kann, wenn sie möchte, dass es aber meinetwegen nicht nötig ist.«

Rocío wiegte den Kopf.

»Was ist?«

»Diese Schnüfflerin...«

»Warum sagen Sie das?«

»Darum.«

»Das ist keine Begründung.«

Rocío hatte die Füße auf die Sitzfläche gestellt und die Arme um die angezogenen Beine gelegt. Sie sah mich nicht an.

»In alles mischt sie sich ein. Sie begreift nicht, dass ich mein eigenes Leben habe und selbst über meine Dinge entscheiden kann. Wie an meinem fünfzehnten Geburtstag.«

»Was war an Ihrem fünfzehnten Geburtstag?«

»Nichts, genau das: nichts.«

»Das verstehe ich nicht.«

»Ich wollte ihn nicht feiern.«

»Warum?«

»Weil ein halbes Jahr davor mein Vater gestorben war, und da gab es für mich nichts zu feiern. Es war mein Geburtstag, und ich hatte das Recht, ihn so zu feiern, wie ich wollte.«

»Und wie wollten Sie Ihren Geburtstag feiern?«

»Allein. Ohne irgendwelche Gäste. Was meinen Sie denn?

Hätte ich mich etwa schminken und fein anziehen sollen, während mein Vater tot im Sarg lag, nur damit mein Patenonkel oder mein Großvater später den Geburtstagswalzer mit mir tanzen können? Und alle sehen zu und heulen und sagen sich: ›Die arme Kleine.‹ Grässlich! Aber die Idiotin wollte mich nicht verstehen und hat einen Riesenaufstand gemacht.«

»Mit Idiotin meinen Sie Ihre Mutter?«

»Natürlich, wen sonst? Sie haben ja keine Ahnung. Wir hätten uns fast umgebracht.«

»War es wirklich so schlimm?«

»Ja. Sie hat gesagt, sie hat schon die Hälfte für das Fest vorausbezahlt, und wir würden das Geld verlieren.«

»Und was haben Sie gesagt?«

»Dass sie alles verlieren würde, wenn sie das Fest macht, weil ich auf keinen Fall dabei sein würde.«

»Und wie ist das Ganze ausgegangen?«

»Sie hat mich so lange genervt, bis ich irgendwann gesagt habe, sie soll sich verpissen. Wir haben fast zwei Wochen lang kein Wort miteinander geredet. Sie hat schließlich gesagt, ich sei eine Egoistin, und dass mein Vater gewollt hätte, dass ich an dem Tag wunderschön und fröhlich bin. Und sie hätte sich das auch gewünscht.«

»Und was haben Sie darauf geantwortet?«

»Ich habe gesagt, was mein Vater wolle oder nicht, würde keine Rolle mehr spielen, der sei nämlich tot, und was sie wolle, sei mir scheißegal.«

Ich sah sie wortlos an.

»Na ja, sie hatte es schließlich darauf angelegt.«

»Ich habe nichts gesagt.«

»Nein, aber Sie sehen mich an, als hätte ich was wahnsinnig Schlimmes gemacht.«

»Rocío, unterstellen Sie mir da nicht Dinge, die Sie selbst denken? Haben Sie nicht vielleicht selbst den Eindruck, dass Sie sich ziemlich danebenbenommen haben?«

Schweigen. »Na gut, jetzt ist es sowieso zu spät. Außerdem haben sie ihr meinem Vater zuliebe das Geld zurückgegeben. Das ganze Theater war also völlig umsonst.«

»Vielleicht ging es ihr ja gar nicht so sehr um das Geld.«

»Kann sein. Mir ist es trotzdem egal, außerdem ist die Sache längst vorbei.«

Sie war durchaus imstande, die Dinge, die ihr wichtig waren, zu verteidigen, daran gab es keinen Zweifel.

»Ja, die Sache ist vorbei, aber soweit ich sehe, sind Sie Ihrer Mutter immer noch böse.«

»Weil es mich einfach nervt, dass sie mich für doof hält.«

»Warum sagen Sie das?«

Schweigen. »Weil ich kein Kleinkind mehr bin.«

»Und was wollen Sie damit sagen?«

Sie holte Luft. »Vor zwei Monaten hat sie angefangen, dauernd von einem Arbeitskollegen zu erzählen. Der Typ heißt Marcelo.«

»Ah ja, und was hat sie erzählt?«

»Dass er so nett sei, und dass er ihr in der ganzen Zeit so viel geholfen hätte, und dass er sie immer nach Hause bringen würde«, sagte sie mit ironisch verstellter Stimme. »Sie hält mich offenbar für blöd.«

»Könnten Sie das genauer erklären?«

Sie sah mich fast wütend an. »Nein. Halten Sie mich etwa auch für blöd?«

»Auf keinen Fall. Aber für mich ist es wichtig, dass Sie genau sagen, was Sie meinen.«

»Dass sie mit ihm vögelt. Das meine ich.«

Ich versuchte, mir nicht anmerken zu lassen, wie wichtig ich diese Antwort fand. Zum ersten Mal während der Analyse drückte sie sich in dieser Weise aus, ja, sie sprach überhaupt zum ersten Mal mit mir über Sex. Ein Anzeichen dafür, dass sie sich in meiner Gegenwart sicher fühlte und mir vertraute – dass also mittlerweile tatsächlich ein Austausch zwischen uns möglich war.

Jugendliche sprechen nicht mit jedem Erwachsenen über Sex. Auch untereinander ist das oft kein einfaches Thema für sie.

»Und macht Ihnen das etwas aus?«

»Wieso das denn? Von mir aus kann sie sich bumsen lassen, von wem und so oft sie will.«

Bei ihrer Ausdrucksweise musste ich ein Lachen unterdrücken. Sie sprach jedoch weiter, als wäre nichts.

»Mich nervt bloß, dass sie sich einbildet, ich würde nichts merken.«

»Vielleicht ist es das nicht.«

»Wie meinen Sie das?«

»Vielleicht hält sie Sie gar nicht für naiv, vielleicht ist es eher so, dass Ihre Mutter noch nicht in der Lage ist, mit Ihnen über dieses Thema zu sprechen. Sie müssen zugeben, dass es für Eltern und Kinder nicht so einfach ist, über Sex zu reden, oder?«

»Kann sein. Aber mit Ihnen fällt es mir auch nicht immer leicht, mich zu unterhalten.«

»Ja, ich weiß. ›Jeder verarbeitet seine Verluste auf seine eigene Art und Weise.‹ Wenn ich so daherkomme, schalten Sie auf Durchzug, stimmt's?«

Wir lachten. Die Sitzung endete entspannt, sie war aber in jedem Fall sehr wichtig gewesen, da es uns gelungen war, ein so komplexes Thema wie die Sexualität von Rocíos Mutter in

Angriff zu nehmen. Das eröffnete außerdem den Zugang zu einem noch wichtigeren Thema: Rocíos eigener Sexualität.

Ungefähr zwischen dem sechzehnten und neunzehnten Lebensjahr macht der Mensch einschneidende Veränderungen durch. Nicht so sehr in körperlicher Hinsicht – Stimmbruch, Wuchs des Schamhaars, Brustentwicklung und Hüftverbreiterung bei den Mädchen beispielsweise finden schon vorher statt –, sondern vor allem in seelischer. Der ebenfalls bereits vorher auftretende Wunsch nach ersten sexuellen Erfahrungen – oder vielmehr nach einer Einführung in die Sexualität – wird stärker, da nun die Möglichkeit besteht, außerhalb der Gruppe der Familie einen Partner oder eine Partnerin zu finden. Indem die libidinöse Energie nicht mehr an inzestuöse Objekte – Vater oder Mutter – gebunden ist, wird sie frei für die Suche nach anderen. Und es wird Zeit, sich aus dem familiären Rahmen zu lösen.

In dieser Phase festigt sich auch die männliche beziehungsweise weibliche Identität. Anders als man denken könnte, ist dies keineswegs ein immer ganz einfacher Vorgang. Frauen nehmen dabei nicht zwangsläufig eine weibliche und Männer nicht zwangsläufig eine männliche Identität an – die Heterosexualität ist nicht automatisch der natürliche Weg. Was die menschliche Sexualität so komplex macht, ist gerade die Tatsache, dass sie nicht einem natürlich vorgeschriebenen Verlauf folgt, sondern das Ergebnis von Besonderheiten der persönlichen Geschichte jedes Einzelnen darstellt.

Und genau in dieser Hinsicht war Rocío zunehmend durch Ängste und Unsicherheiten belastet.

»Da hat Rodrigo eben bei mir übernachtet.«

»Und was hat Ihre Mutter dazu gesagt?«

»Was soll sie sagen? Es ist schließlich auch mein Haus.«

Hierauf hätten wir genauer eingehen können. Wir hätten darüber sprechen können, ob es tatsächlich so war, dass Rocío und ihre Mutter die gleichen Rechte besaßen, und was daraus folgte, wenn Rocío sich in dieser Weise auf Augenhöhe sah – ob das nicht bedeutete, dass sie sich damit zwar einerseits von jeder einschränkenden Autorität befreite, andererseits jedoch den dadurch gewährten Schutz verlor. Aber ich beschloss, dass dies nicht der richtige Augenblick war.

Über Rodrigo, der nach Aussage ihrer Mutter zu dieser Zeit der einzige Mensch war, zu dem Rocío eine engere Beziehung unterhielt, sprach sie kaum. Deshalb wollte ich die Gelegenheit nicht ungenutzt verstreichen lassen.

»Erzählen Sie mir ein bisschen was über Rodrigo.«

»Was soll ich Ihnen da erzählen?«

»Was Sie möchten.«

»Also gut. Er ist groß, schlank und hat schwarze Haare.« Sie sah mich an. »Und er ist der typische Stones-Fan, verstehen Sie was ich meine?« Sie deutete eine wirre Mähne an.

»Ja.«

»Also genau so ein Typ.«

»Und wie alt ist er?«

»Achtzehn. Ich kenne ihn von der Schule.«

»Ist er immer noch dort?«

»Nein, er ist letztes Jahr fertig geworden.«

»Ah ja. Und was macht er jetzt?«

»Er hat eine Band.«

»Was für eine Band?«

»Eine Rockband.«

»Treten sie auch auf?«

»Nur selten. Aber sie üben jeden Dienstag und Samstag bei Pablo. Das ist der Schlagzeuger.«

»Sind Sie bei den Proben dabei?«

»Ja. Manchmal. Es sind nette Typen. Ein bisschen seltsam, aber nett.«

»Was meinen Sie mit seltsam?«

»Ganz anders als ich. Aber ich mag sie trotzdem.«

Weil ihre Identität noch keine endgültige Form gefunden hat, fühlen Heranwachsende sich andauernd in ihrer Eigenständigkeit bedroht. Deshalb treffen sie häufig Entscheidungen, die man auch als »narzisstische Wahl« bezeichnet. Das heißt, sie schließen sich zu Gruppen von Gleichartigen zusammen, in denen jeder sein Selbstbild und sein Zugehörigkeitsbedürfnis durch die anderen bestätigt sieht. Alle Übrigen werden gleichzeitig als bedrohlich, aggressiv oder einfach seltsam wahrgenommen.

Umso erstaunlicher war es, dass Rocío sich eine Gruppe von Leuten ausgesucht hatte, die sich deutlich von ihr unterschieden. Doch zumindest hatte sie so eine Gruppe und war, anders als ihre Mutter glaubte, nicht allein. Und darauf kam es an.

Über diesen Teil ihres Lebens, von dem weder ich noch ihre Mutter eine genauere Vorstellung hatten, sprachen wir von nun an ziemlich oft. Rocío fühlte sich von Rodrigo und der Gruppe seiner Freunde offensichtlich angenommen und geschätzt. Trotzdem waren es vor allem die Freunde ihres Freundes Rodrigo. Rocío gehörte also dazu, aber letztlich doch nur halb – genau genommen war ihre Entscheidung symptomatisch und verwies darauf, dass sie sich schon seit Längerem gerade von der Gruppe fernhielt, der sie sich eigentlich hätte zugehörig fühlen müssen.

Manches, was Rodrigo und seine Freunde machten, fand Rocío in jedem Fall anregend und reizvoll, auch wenn sie nur von außen, als passive Zuschauerin, daran teilnahm.

»Und Sie?«, fragte ich einmal.

»Ich? Nie.«

»Warum nicht?«

»Weil ich Angst habe.«

Jugendliche, die traumatische oder sehr schmerzhafte Erfahrungen durchleben, sind manchmal auffällig offen und unverstellt. So auch Rocío. Dass ein Jugendlicher so selbstverständlich über seine Ängste spricht, war allerdings keineswegs die Regel.

»Angst wovor?«

»Ich ... ich habe oft gehört, dass Marihuana eine Droge ist. Und auch wenn die Jungs immer wieder sagen, dass nichts dabei ist, haben die vielen Warnungen mir offenbar Eindruck gemacht. Was meinen Sie, soll ich es mal ausprobieren?«

Dieser Frage durfte ich nicht ausweichen. Ich weiß nicht, ob sie tatsächlich von mir die Erlaubnis bekommen wollte oder mich bloß nach meiner Meinung fragte. Wie auch immer, als Analytiker erlaube ich es mir zwar nur selten, offen und eindeutig meine eigene Ansicht zu äußern, aber dies war solch ein Fall.

»Rocío, meine Aufgabe ist es nicht, für Sie den Tugendwächter zu spielen. Ich habe nicht für Sie zu entscheiden, was gut und was schlecht ist. Diese Rolle weise ich zurück. Aber davon abgesehen geht es hier noch um etwas anderes.«

»Inwiefern?«

»In Argentinien ist es verboten, Drogen zu nehmen, wie Sie wissen.«

»Ja.«

»Gut. Und in einer Gesellschaft leben und sich auf gesunde

Weise in sie integrieren heißt auch, die Gesetze akzeptieren, die diese Gesellschaft sich gegeben hat. So gesehen würde ich es gutheißen, dass Sie sich außerhalb der Legalität begeben, wenn ich gutheißen würde, dass Sie Drogen nehmen. Und das würde ich niemals tun.«

Sie dachte eine Weile nach.

»Und wenn Marihuana legalisiert würde?«

»Das wäre etwas anderes.«

»Fänden Sie das gut?«

»Nein. Denn Untersuchungen haben gezeigt, dass es nicht stimmt, dass Marihuana nicht gesundheitsschädlich ist. Und ich könnte nie etwas gut finden, was schlecht für Sie ist oder Sie abhängig werden lässt. Denken Sie nur ans Zigaretten Rauchen, zum Beispiel, das ist auch gesundheitsschädlich und macht süchtig, obwohl es legal ist. Verstehen Sie?«

»Ja.«

Schweigen.

»Aber davon abgesehen – hätten Sie denn Lust, es einmal auszuprobieren?«, fragte ich schließlich.

»Nein. Das Einzige, was mich daran reizt, ist das Drumherum, weil es so anders ist als die Welt, die ich kenne. Aber selbst ausprobieren möchte ich es trotzdem nicht. Ich finde es bloß interessant.«

Wir unterhielten uns noch eine Weile darüber, ich hatte aber nicht den Eindruck, in dieser Hinsicht könnte für Rocío eine Gefahr bestehen, worüber ich insgeheim sehr froh war, hätte ich doch sonst mit ihrer Mutter sprechen müssen. Und wer weiß, wie sich das auf unser Verhältnis ausgewirkt hätte. Gerade jetzt, wo es, wie ich deutlich spürte, so wichtig für Rocío war, jemanden zu haben, dem sie ganz und gar vertrauen konnte.

»Erinnern Sie sich noch an Marcelo, diesen Freund meiner Mutter, von dem ich Ihnen mal erzählt habe?«

»Ja.«

»Na gut, jetzt hat sie ihn offenbar gegen jemand anders eingetauscht. Gegen einen gewissen Omar.«

»Hat sie mit Ihnen darüber gesprochen?«

»Nein, bei mir hat sie keine Chance für solche Geständnisse.«

»Und wie haben Sie es dann mitbekommen?«

»Er ruft jeden Abend an, und dann telefonieren die beiden bis spät in die Nacht.«

Sie schüttelte den Kopf.

»Dass man so verrückt nach Männern sein kann…«

»Stört Sie das?«

»Nein«, sagte sie schnell, »ich hab Ihnen doch schon mal gesagt, von mir aus…«

»Ja, ich weiß: ›Von mir aus kann sie sich bumsen lassen, von wem und so oft sie will.‹«

»Genau.«

Schweigen.

»Es scheint Ihnen aber doch etwas auszumachen.«

Sie überlegte.

»Ich glaube, Sie haben recht.«

»Warum?«

»Ich weiß nicht.«

»Ist das für Sie vielleicht wie ein Verrat an Ihrem Vater?«

»Kann sein.«

Mehr sagte sie nicht. Aber so, wie sie auf diese Frage reagierte, schien es nicht der eigentliche Grund zu sein. Ich musste also weitersuchen. »Vielleicht hat das, was Sie daran stört, gar nichts mit der Sexualität Ihrer Mutter zu tun, sondern mit Ihrer eigenen?« Sie sah mich an. »Möchten Sie darüber sprechen?«

»Nein, vielen Dank. Verzichte.«

Schweigen.

»Rocío, eine Frage würde ich Ihnen trotzdem gerne dazu stellen. Sind Sie noch Jungfrau?«

Jetzt verrieten ihre Stimme und ihr Ausdruck, dass das Thema sie bedrückte. Sie brauchte eine ganze Weile, um zu antworten.

»Ich weiß es nicht.«

Diese Antwort überraschte mich. Ich hatte ein Ja oder ein Nein erwartet, kein Ich-weiß-nicht. Falsch. Man sollte niemals glauben, die Gedanken eines Patienten vorwegnehmen zu können, oder sich überhaupt als Analytiker vorab einer Sache sicher sein. In jedem Menschen steckt eine einzigartige und unvorstellbare Geschichte.

»Möchten Sie mir dazu etwas sagen?«

Sie schüttelte den Kopf. Tiefe Stille machte sich breit. Mehrmals schien sie zum Sprechen anzusetzen, hielt sich zuletzt jedoch zurück. Offensichtlich konnte sie sich nicht entscheiden. Schließlich stand ihr gesamtes Vertrauen zu mir auf dem Spiel, vielleicht auch die Möglichkeit, endlich ein bestimmtes Thema anzugehen. Ich sagte kein Wort. Es war nicht gerade angenehm, so lange zu schweigen, aber ich blieb dabei. Es schien mir in diesem Augenblick das Beste. Erst zwanzig Minuten später, als das Ende unserer Sitzung bevorstand, sagte ich wieder etwas:

»Vergessen Sie nicht, ich habe Ihnen versprochen, Sie nicht zu verraten.«

Sie nickte.

»Bis nächstes Mal.«

Sie stand auf, sah mich an und ging hinaus. Ohne ein Wort zu sagen.

Seit unserem ersten Treffen war über ein Jahr vergangen. So lange brauchte Rocío, bis sie so weit war, dass sie über etwas, was ihr geschehen war, mit mir sprechen konnte.

»Ich glaube, Sie hatten recht mit dem, was Sie letzte Woche gesagt haben. Der Ärger über meine Mutter hat nichts mit ihrer Sexualität zu tun, sondern mit meiner.«

»Möchten Sie darüber sprechen?«

»Es war auf einer Klassenreise. Wir sind damals nach Córdoba gefahren. Im Hotel teilte ich mir das Zimmer mit meinen beiden besten Freundinnen, Evelyn und Tatiana. Abends nach dem Essen haben wir immer getanzt, mit Schülern aus vielen verschiedenen Schulen, wir lernten dabei also Jugendliche aus allen möglichen Städten kennen. Am Abend vor der Rückfahrt sollten zum Abschied alle maskiert erscheinen. Irgendwann fragte ich Camila, ein Mädchen aus Río Negro, mit der ich mich im Lauf dieser Tage angefreundet hatte, ob sie mit in mein Zimmer kommen wolle. Ich wollte mich wieder umziehen.«

Sie machte eine Pause und sprach dann weiter.

»Während ich mich im Zimmer umgezogen habe, unterhielten wir uns. Camila sagte, sie sei glücklich und traurig zugleich. Glücklich, weil sie mich kennengelernt habe, und traurig, weil wir uns höchstwahrscheinlich nie wiedersehen würden. Ich sagte, dass auch ich sie vermissen würde, aber dass wir uns ja schreiben und telefonieren und in den Ferien besuchen könnten. Sie fing an zu weinen. Ich ging zu ihr, um sie fest zu umarmen. Daraufhin hat sie mich auch an sich gedrückt … und mich geküsst.«

Wieder machte Rocío eine Pause.

»Ich war erschrocken. Damit hatte ich nicht gerechnet, und ich wusste nicht, wie ich mich verhalten sollte. Ich habe mir gesagt, dass das nicht in Ordnung ist, aber …«

»Aber was?«

»Aber es hat mir gefallen.«

Sie hatte den Kopf gesenkt, sodass sie mich nicht ansehen konnte. Ein paar Tränen liefen ihr übers Gesicht.

»Mir war irgendwie schwindlig, ich war verwirrt, aber auch erregt. Ungefähr so, wie man sich fühlen muss, wenn man einen Joint raucht – Rodrigo hat es jedenfalls so beschrieben. Ich hatte einen kurzen Rock an und … Cami hat angefangen, mich darunter zu streicheln. Und ich … ich habe mich nicht dagegen gewehrt. Ich hatte das Gefühl, dass das nicht gut ist und dass ich sagen müsste, Schluss, aber ich konnte nicht. Irgendwann habe ich ihre Finger dann …« Jetzt sah sie mich an. »Drinnen gefühlt … Verstehen Sie? Da bin ich erschrocken. Ich wollte zu Camila sagen, dass sie aufhören soll, aber ich konnte wieder nicht. Ich habe die Augen geschlossen und sie weitermachen lassen. Dabei habe ich ein heftiges Keuchen gehört, ich wusste nicht, ob ich das war oder sie. ›Du bist so schön‹, hat Camila gesagt und mich wieder geküsst. Lange. Das war mein erster richtiger Kuss. Und genau da ging die Tür auf. Eve und Tatiana waren gekommen, um sich umzuziehen. Sie haben uns gesehen.«

Schweigen.

»Und was ist dann passiert?«

»Es war die längste und schwierigste Nacht meines Lebens. Noch schlimmer als die Nacht bei der Totenwache für meinen Vater. Die beiden haben mich stundenlang ausgefragt und mich gezwungen zu schwören, dass ich Camila nie wiedersehen würde.«

Kurze Pause.

»Und so war es dann auch. Am nächsten Tag bin ich nicht zum Frühstücken gegangen. Und später habe ich das Hotel verlassen und bin direkt in den Bus gestiegen. Während der ganzen Fahrt bin ich kein einziges Mal aufgestanden.«

Sie wischte sich mit dem Ärmel die Tränen aus dem Gesicht.

»Aber das war noch nicht alles, oder?«

»Nein. Als wir wieder hier waren, habe ich große Probleme mit meinen beiden Freundinnen bekommen. Ein paar Tage nach der Rückkehr haben sie am Schulausgang auf mich gewartet, um mit mir zu sprechen.«

»Und was haben sie gesagt?«

»Dass ich etwas ganz Schlimmes getan hätte … Dass ich eine Lesbe sei und dass sie nichts mehr mit mir zu tun haben wollten. Sie haben mir gedroht. Sie haben gesagt, wenn ich sie nicht in Ruhe lassen würde, würden sie meinen Eltern erzählen, was ich gemacht hätte, und allen Mitschülern auch.«

Ich schwieg kurz, um Rocío die Möglichkeit zu geben, sich zu erholen. Dann sagte ich:

»Sie waren doch Ihre Freundinnen. Da haben sie Sie aber wirklich im Stich gelassen, oder?«

»Ja.«

»Das muss ziemlich hart für Sie gewesen sein.«

Sie nickte.

»Als mein Vater gestorben war, sind sie zu mir gekommen und haben gesagt, sie seien bereit, mir zu verzeihen.«

»Und was haben Sie gesagt?«

»Nichts. Wenn man so allein ist und niemandem vertrauen kann, ist es schwer zu sagen, was man wirklich denkt.«

»Aber jetzt haben Sie einen Ort dafür. Können Sie mir vertrauen?«

»Ja.«

»Wenn Sie möchten, können Sie mir dann auch sagen, was Sie damals gedacht haben.«

»Ich habe gedacht, Ihre Entschuldigung können sie sich sonst wohin stecken.«

»Das verstehe ich. Und wie ist es danach weitergegangen?«

»Seitdem sind sie für mich bloß noch wie Mädchen, die auf dieselbe Schule gehen. Meine Freundinnen sind sie nicht mehr. Ich habe kein Vertrauen mehr zu ihnen. Und ich habe immer noch Angst, dass sie mich verraten könnten.«

»Rocío, verraten kann man nur Verbrechen. Und Sie haben kein Verbrechen begangen.«

»Ja, aber können Sie sich vorstellen, was meine Mutter und die anderen sagen würden, wenn sie von der Sache erfahren würden?«

»Ja. Und ich frage mich, ob all das nicht vielleicht auch ein Grund dafür war, dass Sie Ihren Geburtstag nicht feiern wollten. Vielleicht wussten Sie vor allem nicht, mit wem sie feiern sollten.«

»Darüber habe ich noch gar nicht nachgedacht, aber ... Ja, kann sein.«

Schweigen.

»Gabriel, beim letzten Mal haben Sie mir eine Frage gestellt, die ich nicht beantworten konnte. Ich habe die ganze Woche überlegt und weiß immer noch nicht, was ich sagen soll. Helfen Sie mir. Nach dem, was ich Ihnen gerade erzählt habe ... Glauben Sie da, dass ich noch Jungfrau bin?«

Ich sah sie an. Sie hatte mir sehr viel Vertrauen geschenkt, deshalb verdiente sie auch Unterstützung, um über dieses Thema nachzudenken. Aber nicht mehr heute, für dieses Mal war es mehr als genug gewesen.

An den Themen, die wir bei diesem Treffen angestoßen hatten, arbeiteten wir lange. Und Rocío gelangte zu verschiedenen Schlussfolgerungen.

Die eine betraf ihre Jungfräulichkeit und ihre erste sexuelle Erfahrung. Denn viel wichtiger als die Frage, ob ihr Jungfernhäutchen unversehrt geblieben war oder nicht, war für sie doch die emotionale und psychische Seite dieses Erlebnisses. Die zweite Schlussfolgerung, die wir ziehen konnten, verwies auf etwas, was sie einmal voller Wut über ihre Mutter gesagt hatte: »Dass man so verrückt nach Männern sein kann...« Was sie damals angetrieben hatte, war weniger Wut als Neid gewesen, sagte sie sich jetzt – oder mehr noch die Angst, dass es bei ihr nicht so sein könnte. Sie hatte sich gesagt – und gefürchtet –, dass ihr Erlebnis mit Camila gezeigt haben könnte, dass sie womöglich lesbisch sei. Und dieser Gedanke quälte sie.

Wir sprachen viel über erste sexuelle Erfahrungen und die Tatsache, dass diese oft zwischen Personen des gleichen Geschlechts stattfinden, was noch lange nicht heißt, dass die Beteiligten homosexuell sind. Rocío, zum Beispiel, war dies keineswegs.

Dass sie in dieser Hinsicht nicht mehr so verunsichert und angespannt war, brachte Rocío schließlich dazu, ihre Beziehung zu Rodrigo zu beenden. Er war ein großartiger Freund für sie gewesen und hatte sich ihr gegenüber sehr liebevoll und einfühlsam verhalten. Und er war in einem schwierigen Augenblick ihres Lebens nicht nur eine große Hilfe für sie gewesen, sondern hatte es ihr auch wieder möglich gemacht, anderen Menschen zu vertrauen. Aber sie liebte ihn nicht. Ihre Beziehung hatte mehr damit zu tun gehabt, dass er ein Mann war und sie dadurch vor ihrer Angst schützte, sie könnte

Frauen begehren. Und damit, dass er einer Guppe angehörte, die vollkommen anders war als die ihrer Mitschüler, die sie zudem verraten hatten.

Ein Jahr später begann sie eine Beziehung mit einem Jungen mit Namen Valentín. Inzwischen ist sie einundzwanzig Jahre alt und immer noch mit Valentín zusammen.

Als ich fragte, ob sie einverstanden sei, dass ich über diesen Teil ihrer Geschichte etwas schreiben würde, sagte sie sofort ja. Ich zeigte ihr den Text vor der Veröffentlichung, und als sie ihn gelesen hatte, gab sie ihn mir mit einer Bemerkung zurück, die mich sehr bewegte:

»Damals ging es mir sehr schlecht. Es ist gut, dass ich diese Wegstrecke zusammen mit Ihnen zurücklegen konnte.«

Ich erwiderte nichts darauf, aber innerlich dankte ich ihr sehr.

Vaterschaft, Beziehungen, Schuld

Víctors Geschichte

»Das kann doch nicht sein«, sagte er immer wieder und rieb sich hektisch die Stirn. »So was kann mir nicht passieren, ich will so was nicht für mich.«

»Víctor, die Dinge sind nicht immer so, wie man es gerne hätte.«

»Ja. Aber warum das?«

Víctor lag verzweifelt weinend auf der Couch. Das geschah zum ersten Mal, seit wir zusammenarbeiteten.

»Wissen Sie, was ich glaube? Es liegt an Ihnen. An Ihnen und der Scheißanalyse.«

»Sie glauben, ich bin verantwortlich für Ihre Wünsche?«

»Nein, aber früher konnte ich anders damit umgehen.«

»Stimmt. Und deswegen sind Sie auch zu mir gekommen. Weil Sie lernen wollten, anders mit Ihren Trieben umzugehen. Oder nicht?«

»Ja, aber ich hätte nie gedacht, dass die Sache so enden könnte.«

Er weinte weiter. Er war wütend und eingeschüchtert zugleich. Ich schwieg. Gerade hatte er gesagt, er habe nie gedacht, dass die Sache so enden könne – dabei machte er sich nicht klar, dass dies nicht das Ende war, sondern bloß der Anfang eines langen Weges.

Als wir uns zum ersten Mal trafen, war Víctor achtundvierzig Jahre alt. Er war sehr elegant gekleidet, und ich sah sofort, dass ich es mit einem scharfsichtigen und intelligenten Menschen zu tun hatte. Er war ein erfolgreicher Architekt und seit sechzehn Jahren mit einer Frau namens Virginia verheiratet. Sie leitete eine Privatschule, und die beiden hatten drei gemeinsame Kinder: die zwölfjährige Lucía, die zehnjährige Sol und den siebenjährigen Santiago. Víctor bezeichnete sich als glücklichen Menschen mit einem harmonischen Familienleben.

»Warum kommen Sie dann hierher?«, fragte ich.

»Weil ich das Gefühl habe, dass ich mein Leben aufs Spiel setze, und zwar für Dinge, die eigentlich ohne Bedeutung sind – aber ich kann trotzdem nicht damit umgehen.«

»Vielleicht können Sie mit diesen Dingen nicht umgehen, weil sie eben doch eine gewisse Bedeutung für Sie haben, meinen Sie nicht?«

»Kann sein. Jedenfalls will ich diese Dinge loswerden, weil sie mir bloß Probleme verursachen können.«

»Worum geht es denn?«

»Sehen Sie, ich komme mir gewissermaßen vor wie jemand, der seinen gesamten Besitz gegen eine Perle von unbestimmbarem Wert eingetauscht hat. Und jetzt steht er am Rand eines Abgrunds und spielt mit dieser Perle, er wirft sie in die Luft und fängt sie wieder auf und macht sich nicht klar, dass er alles verlieren würde, wofür er sich sein Leben lang angestrengt hat, wenn sie ihm aus der Hand fällt. Sie werden mir recht geben, wenn ich behaupte, dass dieser Mensch ein kompletter Idiot ist.«

»Ich weiß nicht, vielleicht sollte man ihn fragen, was ihn dazu treibt, die Perle immer wieder in die Luft zu werfen. Womöglich hat er einen besonderen Grund dafür.«

»Ja, er ist krank.«

Schweigen.

»Ist die Perle seine Familie?«

»Ja.«

»Darf ich fragen, was Sie machen beziehungsweise wofür das Spiel dieses Mannes am Abgrund steht?«

»Ich bin mit anderen Frauen zusammen. Ständig. Zwanghaft. Ich kann nicht nur eine Frau begehren.«

»Ah ja. Und seit wann ist das so?«

Er überlegte. »Eigentlich habe ich das schon mein ganzes Leben so gemacht. Bei Frauen bin ich immer sehr gut angekommen. Schon als kleiner Junge habe ich gemerkt, dass sie mich ansehen. Ich gefiel ihnen, das war klar, und ich habe es ausgenutzt.« Er machte eine kurze Pause. »Die erste Frau, mit der ich geschlafen habe, war meine Cousine, ich war damals zwölf, und wir haben danach noch jahrelang was miteinander gehabt. Selbst wenn wir uns heute bei einem Familientreffen über den Weg laufen, verdrücken wir uns in eine Ecke und fummeln ein bisschen herum. Aber jeder Mann hat ja wohl irgendwann so eine Cousine gehabt, oder? Dann ging es weiter mit den Mädchen aus unserem Viertel und von der Schule. Wie meine Mutter damals sagte: ›Dieser Junge lässt sich wirklich nichts entgehen…‹ Das war wirklich so. Bis ich Virginia kennenlernte.«

»Von da an änderte sich Ihre Beziehung zu den Frauen?«

»Ich würde sagen, ja.«

»Das würden Sie also sagen. Aber sagen Sie damit ja oder nein?«

Er sah mich an.

»Na ja, fast.«

»Das heißt, Sie waren nur noch ein klein wenig untreu?«, sagte ich ironisch.

»Ja, falls das möglich ist. Denn mit dem Treusein ist es natürlich wie mit einer Schwangerschaft – ein bisschen schwanger sein, geht nicht, oder?«

»Was meinen Sie?«

Er lachte.

»Was ist?«, fragte ich.

»Ich hatte schon überlegt, wie lange es wohl dauern würde, bis Sie mit diesem Satz ankommen: ›Was meinen Sie?‹ Das ist sozusagen das Vaterunser der Psychoanalytiker, stimmt's?«

»Ich weiß nicht. Was meinen Sie?«

Wir beide lachten.

Mir war sofor klar, dass wir zusammen würden arbeiten können. Nach der fünften Sitzung schlug ich ihm vor, eine Analyse anzufangen. Er war einverstanden, und wir vereinbarten, dass er sich bei unseren Treffen auf die Couch legen würde. Er hatte schon andere Therapien gemacht, aber noch nie eine Psychoanalyse. Trotzdem funktionierte die Zusammenarbeit, kaum dass er auf der Couch Platz genommen hatte, hervorragend.

Bei einem der folgenden Treffen nahmen wir das Thema Schuld in Angriff.

»Dauernd fühle ich mich schuldig. Ich kann es selbst nicht glauben. Manchmal gehen mir dabei die verrücktesten Dinge durch den Kopf.«

»Zum Beispiel?«

»Zum Beispiel wenn ich auf der Straße einen Unfall miterlebe – dann frage ich mich automatisch, ob ich nicht vielleicht aus irgendeinem Grund mit verantwortlich dafür bin. Halten Sie mich nicht für verrückt, Gabriel! Ich weiß selbst, dass ich in solchen Fällen nichts mit der Sache zu tun habe, aber trotzdem ist da dieses Schuldgefühl.«

Zu Beginn meines Psychologiestudiums schilderte ein Dozent uns einmal den folgenden Fall: Ein Patient hatte wegen allem, was um ihn herum geschah, Schuldgefühle. Wenn er in der Zeitung las, dass jemand ermordet worden war, verspürte er den Drang, zur Polizei zu gehen und sich selbst anzuzeigen. Dabei wusste er sehr wohl, dass das Unfug war, aber er kam nicht dagegen an. Als Student hielt ich das Beispiel für eine Übertreibung, die die dazugehörige Theorie untermauern sollte. Aber bekannt ist auch der Fall des »Wolfsmannes«, eines ehemaligen Patienten Sigmund Freuds: Als jener später bei einem anderen Analytiker in Behandlung war, bildete er sich eines Tages ein, vom Tod des Begründers der Psychoanalyse erfahren zu haben – und war daraufhin überzeugt, daran schuld zu sein. Im Lauf meiner Berufstätigkeit lernte ich dann zahlreiche Beispiele dieses psychischen Automatismus kennen.

»Es ist wirklich totaler Wahnsinn«, fuhr Víctor fort.

»Vielleicht auch nicht«, erwiderte ich.

Er zögerte.

»Was wollen Sie damit sagen? Bin ich *doch* schuld an diesen Verkehrsunfällen? Kommen Sie mir jetzt nicht mit so was – *ich* bin hier der Verrückte, vergessen Sie das nicht.«

»Nein, das habe ich nicht gesagt.«

»Sondern?«

»Ich wollte sagen, dass Ihre Vorstellungen gewissermaßen aus zwei Elementen bestehen, ihrem Inhalt und Ihrer gefühlsmäßigen Beziehung dazu. Der Inhalt sind all diese Ideen, die Sie als verrückt bezeichnen, und die wirklich etwas Absurdes haben, weil Sie ja in der Tat nichts mit den Unfällen zu tun hatten. Trotzdem ist Ihre gefühlsmäßige Beziehung dazu, also Ihr Schuldgefühl, vielleicht nicht vollkommen unbegründet.«

Ich machte eine Pause, um sicherzustellen, dass er mir folgen konnte. Schließlich handelte es sich hier sozusagen um einen Ausflug in die Theorie, und er sollte genug Zeit haben, um meine Ausführungen verarbeiten zu können.

»Damit meine ich, dass dieses Schuldgefühl irgendwoher kommt, dass es einen Auslöser dafür geben muss. Natürlich nicht, weil Sie irgendwelche Autos ruiniert oder, noch schlimmer, Menschen angefahren haben. Was dagegen sehr wohl vorhanden ist, ist Ihr Gefühl. Weshalb wir uns also auf die Frage konzentrieren sollten: Warum oder wofür fühlen Sie sich in Wirklichkeit schuldig?«

Schweigen.

»Dazu fällt mir als Erstes etwas ein, was mit dem zu tun hat, woran wir bereits gearbeitet haben.«

»Und zwar ...«

»Also ich glaube, der Grund für mein Schuldgefühl könnte das sein, was ich meiner Familie antue.«

›Das, was ich meiner Familie antue.‹ Dieser Satz ließ mich aufhorchen – Víctor war schließlich ein gebildeter Mensch, der sich normalerweise sehr deutlich ausdrückte. Dass er auf einmal eine so unklare, verwaschene Formulierung gebrauchte, zwang mich geradezu, über deren eigentlichen Sinn nachzudenken.

Er hatte nicht gesagt: ›Weil ich untreu bin‹, oder: ›Weil ich meine Frau betrüge.‹ Nein, er hatte gesagt: ›Das, was ich meiner Familie antue.‹ Aber was tat er seiner Familie denn an? Auf diese Frage gab es vorläufig keine Antwort.

Im Verlauf weniger Monate wurde es, Víctors eigener Aussage nach, in rasendem Tempo schlimmer mit ihm. Früher hatte er seinen Drang nach außerehelichen Abenteuern mit Kundinnen, Kolleginnen oder gelegentlichen Zufallsbekanntschaften befriedigt, doch eines Tages fing er an, fast ohne es zu merken, auf pornografischen Internetseiten zu surfen. Was zunächst bloße Unterhaltung zu sein schien, wurde mit der Zeit zur reinsten Besessenheit. Sobald er sich an einen Computer setzte, klickte er eine dieser Seiten an. Und wenn er in der Stadt unterwegs war, betrat er immer wieder irgendwelche Internetcafés, um, sei es nur für ein paar Minuten, pornografische Filme anzusehen.

Bald darauf suchte er zum ersten Mal eine Prostituierte auf.

»Ich habe so was noch nie gemacht«, erzählte er beschämt. »Ich musste nie bezahlen, um vögeln zu können. Auch jetzt bräuchte ich das nicht – an Frauen fehlt es mir nicht, das schwöre ich Ihnen.«

»Aber eine Prostituierte ist keine Frau wie alle anderen, stimmt's?«

»Das hört sich ein bisschen klischeehaft an.«

»So meine ich das nicht, deshalb habe ich das nicht gesagt.«

»Sondern?«

»Ich meine damit, dass andere Frauen mit Ihnen ins Bett gehen, weil sie Sie attraktiv finden oder einfach, weil sie Lust darauf haben. Eine Prostituierte dagegen schläft nicht mit Ihnen, weil sie Sie begehrt. Sie macht das, um Geld zu verdienen. Sie tut es nicht für Sie, so wie Sie nun mal sind, sondern für das, was Sie, ganz materiell betrachtet, anzubieten haben.«

»...«

»Und wie kam es dazu?«

Schweigen. Er rutschte unruhig auf der Couch herum. »Meine Frau war übers Wochenende nach Mar del Plata gefahren, in das Haus ihrer Eltern, die Kinder hatte sie mitgenommen. Ich war also allein. Mitten in der Nacht spürte ich dann auf einmal das Bedürfnis, zu vögeln.«

Das war etwas, was bei allen Sexsüchtigen vorkommt: dass sich ihre Lust auf Sex nicht auf eine bestimmte Person richtet. Es geht ihnen nicht um Natalia, Pedro oder Florencia. Nein, es geht ihnen einfach nur um Sex. Der mögliche Auslöser ihres Begehrens tritt in ihrer Vorstellung zurück und stattdessen empfinden sie bloß noch das Bedürfnis an sich. Als etwas nahezu Übermächtiges, dem sie ihrerseits nur mit einer gewaltigen psychischen Anstrengung Einhalt gebieten können.

»Ich habe mein Adressbuch aufgeschlagen«, fuhr Víctor fort, »aber ich hatte keine Lust, eine der Frauen, deren Namen darin steht, anzurufen. Stattdessen bin ich ins Auto gestiegen und eine Weile in der Stadt herumgefahren. Ein bestimmtes Ziel hatte ich nicht.«

»Und wo sind Sie schließlich gelandet, nachdem Sie kein bestimmtes Ziel hatten?«

»In einem Café in der Nähe von Puerto Madero. Ich bin reingegangen und habe etwas zu trinken bestellt. Dann habe ich mich umgesehen und festgestellt, dass das Lokal voller schöner Frauen war. Und dann habe ich zu mir gesagt: Entweder ich sehe einfach so gut aus, oder das sind lauter Nutten – oder warum starren die mich alle so an?« Er lächelte.

»Und, sahen Sie an dem Abend tatsächlich so gut aus?«

»Ja. Aber es waren auch tatsächlich lauter Nutten.«

»Hatten Sie das vorher nicht gewusst? Glauben Sie, Sie sind zufällig in dem Lokal gelandet?«

Schweigen.

»Ich würde sagen, ja. Aber so doof kann ich eigentlich nicht gewesen sein. Wahrscheinlich hatte ich doch schon mal etwas über dieses Café gehört und habe es dann unbewusst angesteuert. Denn wenn ich es recht überlege, habe ich mich tatsächlich auf direktem Weg dorthin begeben. Ich bin von zu

Hause aus genau in die Gegend gefahren, habe schließlich vor dem Café geparkt und bin reingegangen.«

»Also stimmt es nicht, dass Sie ohne ein bestimmtes Ziel losgefahren sind.«

Schweigen.

»Erzählen Sie weiter.«

»Ich habe die Mädchen angesehen und dabei habe ich eine Mischung aus Erregung und Wut verspürt.«

»Warum Wut?«

»Weil manche dieser wunderschönen Mädchen meine Töchter hätten sein können, und hier boten sie nun für Geld ihren Körper an ... für viel Geld.«

»Ja?«

»Allerdings. Nicht umsonst war ganz in der Nähe ein Hotel, in dem viele Manager und Unternehmer aus dem Ausland übernachten. Deshalb waren die Frauen hier so teuer und so schön – Nutten für zwei- oder dreihundert Dollar, je nachdem.«

»Je nach was?«

»Je nachdem, ob ihnen ein Kunde gefällt oder nicht, nehme ich an.«

»Und wie ging es weiter?«

»Eins der Mädchen fand ich interessant«, sagte er und lachte.

»Warum lachen Sie?«

»*Maggie*. In Wirklichkeit hieß sie wahrscheinlich Laura oder Verónica. Aber na ja, das gehört eben mit zum Spiel.«

»Ach so. Und was war mit Maggie?«

»Ich habe ihr ein Zeichen gegeben, und sie hat sich zu mir an den Tisch gesetzt. Offenbar sehe ich aus wie ein Ausländer, sie hat mich jedenfalls auf Englisch angesprochen.«

»Aha, Maggie spricht also Englisch?«

»Natürlich. Und auch Französisch und Italienisch. Manche von den Mädchen sprechen sogar Deutsch, hat Maggie erzählt. Auch wenn Sie es vielleicht nicht glauben: Das waren lauter schöne junge Frauen, gebildet und kultiviert und sehr nett.«

»Sagen Sie das, um sich zu rechtfertigen?«

»Nein, nein. Ich wollte Ihnen das bloß erzählen.«

Pause.

»Kurz gesagt, wir landeten schließlich in einem Hotel, und ich blieb gleich die ganze Nacht dort.«

»Wie haben Sie sich danach gefühlt?«

»Sehr gut«, sagte er lächelnd.

»Was ist daran lustig?«

»Sie hat nur zweihundert Dollar von mir verlangt.«

»Heißt das, Sie haben ihr gefallen?«

»Sie wissen ja – das ist mein Karma. Ich habe den Frauen schon immer gefallen.«

Víctor wurde Stammkunde in dem Lokal. Maggie war offenbar seine Favoritin, aber wenn sie gerade mit einem anderen Kunden beschäftigt war, gab er sich auch mit einer der übrigen Frauen zufrieden, die dort arbeiteten.

Und so wurde das, was ihn schon seit Langem dazu brachte, immer wieder untreu zu sein, nach und nach zu einer Art Sexsucht.

Ich versuchte, die Gründe für dieses Verhalten herauszufinden, aber den Betroffenen fällt es normalerweise sehr schwer, den Auslöser ihres maßlosen Begehrens zu benennen.

»Irgendwie ist es sehr seltsam«, erklärte Víctor einmal.

»Inwiefern?«

»Es ist, als wäre ich jemand anders.«

»Können Sie das genauer beschreiben? Ist es wie ein Persönlichkeitsverlust?«

»Vielleicht nennen die Spezialisten das so. Jedenfalls habe ich jedes Mal, wenn ich in das Café gehe« – so bezeichnete er den Ort weiterhin – »das Gefühl, das bin nicht ich.«

Auch das ist typisch für Sexsüchtige: Sie spalten sich gewissermaßen auf und erleben ihre Sucht, als gehörte sie nicht zu ihnen, als handle jemand anders an ihrer Stelle. Manchmal geht das so weit, dass sie anschließend vergessen, was sie getan haben – es kommt zu den berühmten »Gedächtnislücken«. Das ist der große Unterschied zwischen einem Sexsüchtigen und einem gewöhnlichen Menschen, der seinem Partner untreu ist: Der Sexsüchtige lebt tatsächlich ein »Doppelleben«, wobei ihm gerade seine Aufspaltung gewissermaßen eine große Hilfe ist. Víctor schien also auf einmal zwei parallele Leben zu führen: Das eine bestand aus seiner Frau Virginia und den Kindern, seinen Geschwistern, seiner Arbeit, den Wochenenden mit der Familie und Freunden – Víctors »helles Leben«, wie er selbst es bezeichnete. Das andere spielte sich auf einer düsteren, geheimen Bühne ab, wo er alle möglichen krankhaften Verhaltensweisen an den Tag legte. Dazu gehörten auch der zunehmende Konsum von Pornofilmen und etwas, was es, wie er sagte, bis dahin so nie bei ihm gegeben hatte: ein geradezu zwanghaftes Masturbieren.

Wir beschlossen, uns ab sofort öfter zu treffen, dreimal pro Woche. Angesichts der bedrohlichen Situation, in die Víctor geraten war, schien mir das notwendig. Sexsucht kann die gesamte Seelenstruktur eines Menschen ins Wanken bringen und außerdem seinen finanziellen Ruin herbeiführen. Menschen in diesem Zustand sind in der Lage, sich auf hochriskante Dinge einzulassen. Das kann bis zum Missbrauch gehen. Und auch ein Selbstmordversuch ist nicht auszuschließen, wenn es irgendwann nur noch darum geht, etwas zu beenden, was schon lange kein Spaß und keine sexuelle Spielerei mehr ist, sondern bloß noch eine Qual bedeutet.

Bei einem seiner Besuche im »Café« ließ Maggie ihn wissen, dass ihre Kollegin Mariela gefragt hatte, ob Víctor nicht mal Lust auf ein Zusammensein zu dritt habe. Víctor hatte noch nie an so etwas gedacht, fand den Vorschlag aber attraktiv, und so brachen die drei nach einer kurzen Unterhaltung zusammen ins Hotel auf.

»Und wie fanden Sie es?«

»Am Anfang war es angenehm. Mariela sieht gut aus, so gut wie Maggie, vielleicht sogar noch besser. Außerdem ist sie jünger, fast ein Teenager – wie alt sie genau ist, habe ich lieber nicht gefragt.«

Schweigen.

»Ich habe mich also ins Bett gelegt, und die beiden haben angefangen, mich zu verwöhnen.«

Was genau er damit meinte, wusste ich nicht, aber darauf kam es in diesem Augenblick auch nicht so sehr an.

»So etwas hatte ich noch nie erlebt, es war, als würde ich eine neue Welt entdecken. Mit zwei Frauen gleichzeitig zusammen zu sein, ist irgendwie merkwürdig. Haben Sie das schon mal erlebt?«

»…«

»Es ist wirklich sehr seltsam, das können Sie mir glauben. Zwei verschiedene Gerüche, zwei verschiedene Arten zu atmen, zwei verschiedene Arten zu vögeln, zwei unterschiedliche Stimmen – ziemlich verrückt.«

Er verstummte.

»Sie haben gesagt, ›am Anfang war es angenehm.‹ Was war danach?«

Schweigen.

»Irgendwann bin ich aufgestanden, um mir ein Glas Champagner einzugießen. Als ich kurz danach zum Bett zurückkam, waren die beiden miteinander beschäftigt.«

»Was meinen Sie damit?«

»Sie haben gevögelt.«

»Aha.«

»Maggie hatte den Kopf zwischen Marielas Beine gesteckt, und Mariela hat mich herausfordernd angesehen. ›Gefällt's dir, uns zuzuschauen, Süßer?‹, hat sie gesagt. Ich war wie versteinert und konnte die beiden bloß ansehen, aber ich habe kein Wort herausgebracht… Und dann hatte ich auf einmal ein seltsames Gefühl, warum weiß ich selbst nicht.«

»Können Sie dieses Gefühl beschreiben?«

»Es war hier, in der Brust. Eine Art Druck. Es stieg hoch bis zur Kehle, ich konnte kaum atmen.«

Angst – Víctor empfand schlichtweg Angst. Aber warum?

»Und dann?«

»Dann habe ich mich irgendwie in den Griff bekommen. Aber mit der Lust war es für dieses Mal vorbei.«

Wieder verstummte er.

»Was haben Sie gedacht, als Sie die beiden zusammen gesehen haben?«

»Dass das nichts mit mir zu tun hatte.«

Schweigen.

»Das war alles. Aber vielleicht war das gar nicht so schlecht…«

»Wie meinen Sie das?«

»Seitdem bin ich nie mehr in dem Puff gewesen.«

›In dem Puff.‹ Bis dahin hatte er sich gehütet, es so zu bezeichnen. Aber dieses Erlebnis hatte offensichtlich etwas verändert. Auf einmal empfand er die so begehrenswerten Frauen als beängstigend, und aus dem Café wurde ein Puff. Warum?

Diese Frage stellt sich mir ständig, wenn ich als Analytiker meinen Patienten zuhöre. Egal, was sie sagen, egal, was sie eingestehen. Die Vorstellung, dass alles einen Grund, einen Auslöser hat, ist die unverzichtbare Voraussetzung für mein Nachdenken. Manchmal finde ich eine Antwort auf diese Frage. Manchmal nicht.

In welcher Weise sich eine psychische Erkrankung äußert, ist keine willkürliche Entscheidung des Patienten, er kann darüber nicht frei verfügen. Seine Symptome erfüllen vielmehr eine bestimmte Funktion. Sie ermöglichen es seiner Seele, auf krankhafte Weise mit einem Widerspruch zurechtzukommen, den sie nicht auf gesunde Weise auflösen kann. Zugrunde liegt dem ein Kampf zwischen dem Bewusstsein und etwas Unbewusstem beziehungsweise Verdrängtem. So schmerzhaft die Symptome sein mögen, in jedem Fall helfen sie dem Kranken, etwas zu verbergen, dessen Eingeständnis noch viel schmerzhafter wäre, ja, seine Leidensfähigkeit übersteigen würde.

Víctors zwanghafte Untreue und die Besessenheit, mit der er sich im Internet und dann auch mit Prostituierten sexuell stimulierte, erwiesen sich letztlich als Symptome eines inneren Konfliktes, den Víctor nicht auf andere Weise austragen konnte. Seit dem Erlebnis mit den beiden Prostituierten waren diese Symptome jedoch verschwunden. Der zugrunde liegende Konflikt war deshalb aber offensichtlich noch keineswegs gelöst. Weshalb ich davon ausging, dass etwas anderes an seine Stelle treten würde. Und so war es auch: Eine Zeit lang war Víctor vollkommen besetzt von einer unbestimmten Angst – bis ihn eines Tages ein neuartiges Symptom aus diesem Zustand befreite.

»Sie sind heute so schweigsam. Ist etwas?«

»Ich muss Ihnen etwas erzählen. Aber ich schäme mich.«

»Sie wissen doch, dass ich Sie weder beurteile noch verurteile.«

Schweigen.

»Trotzdem habe ich den Eindruck, dass Sie nicht so verängstigt sind wie bei den letzten Sitzungen, oder täusche ich mich?«

»Jetzt, wo Sie es sagen: Ja, Sie haben recht.«

»Vielleicht schämen Sie sich jetzt, aber dafür haben Sie nicht mehr so viel Angst.«

Er dachte nach. »Kann sein.«

Schweigen.

»Was ist denn so Peinliches passiert? Worüber fällt es Ihnen so schwer zu reden?«

»Am Samstag hatte ich wieder mit einer Prostituierten zu tun.«

Ein Rückfall also, sagte ich mir.

»Na gut, aber darüber haben wir ja schon oft gesprochen. Warum schämen Sie sich auf einmal deswegen?«

Kurzes Schweigen.

»Waren Sie wieder in dem Café?«

»Nein.«

»Aha.«

»Ich habe jemanden telefonisch kontaktiert.«

»Möchten Sie mir nicht erzählen, wie es war?«

Er zögerte mehrere Sekunden, dann fing er an zu sprechen:

»Seit dem Morgen hatte ich irgendwie ein komisches Gefühl, eine Art innere Anspannung, die immer größer wurde. Gegen sieben habe ich dann zu Virginia gesagt, ich müsse noch eine Arbeit fertig machen, und bin ins Büro gefahren. Dort fing dann wieder diese Anspannung an. Ich habe mir Pornoseiten im Internet angesehen und dabei masturbiert. Ich war so erregt wie schon lange nicht mehr. Und dann bin ich auf eine Seite gestoßen, von der ich sofort hin und weg war. Das Foto darauf hat mich total umgehauen. Es zeigte eine wunderschöne Frau, sie sah wirklich fantastisch aus! Ich habe mir die Telefonnummer notiert und sofort angerufen. Ihr Deckname war Lisa. Wir haben uns eine Weile unterhalten, ich habe gefragt, wie viel sie nimmt, und dann haben wir ausgemacht, dass sie zu mir ins Büro kommt. Die Wartezeit habe ich nur mit Mühe überstanden. Nach einer halben Stunde hat es geklingelt. Sie war überwältigend schön, groß, und hatte dunkle Augen.« Die Erregung, die die Frau in ihm hervorgerufen hatte, war ihm anzuhören. »Wir haben zuerst ein bisschen gefummelt, und irgendwann hat sie dann begonnen, mich oral zu befriedigen. Das können Sie sich nicht vorstellen – noch nie habe ich so viel Lust verspürt! Ich konnte es selbst kaum glauben. Anschließend habe ich angefangen, sie zu streicheln.«

Schweigen.

»Warum sprechen Sie nicht weiter?«

»Weil ich in dem Augenblick gemerkt habe, dass Lisa keine Frau war.«

Erneutes kurzes Schweigen.

»Und wie haben Sie darauf reagiert?«

»Ich war überrascht, aber, ehrlich gesagt, so sehr auch wieder nicht. Es war, als hätte ich es eigentlich schon gewusst.«

»Vielleicht war das ja auch so.«

Er dachte nach. »Ich glaube, ja. Auf der Website stand es tatsächlich klar und deutlich, ich hatte es bloß nicht bemerkt. Ich habe den Hinweis einfach überlesen.«

Um etwas *nicht* wahrzunehmen, muss man sich anstrengen. Das Hirn sondert dabei aktiv aus, was unterdrückt werden soll, und auf einmal »nimmt man nicht wahr«, was in emotionaler oder psychischer Hinsicht einen Konflikt hervorrufen könnte. Zweifellos war es auch in diesem Fall so. Dass Víctor von seiner Entdeckung so wenig überrascht war, zeigte mehr als deutlich, dass ihm längst klar war – durch jenes nicht bewusste Wissen des Unbewussten –, dass er es nicht mit einer Frau zu tun hatte.

»Und wie ging es dann weiter?«

»Ich habe gesagt, ich hätte mich getäuscht. Sie sei so schön, dass ich geglaubt hätte, sie sei eine Frau. Und sie hat gesagt, in Ordnung, wenn ich wolle, werde sie gehen.«

»Und was haben Sie gesagt?«

»Ich habe gesagt, nein, sie solle dableiben. Ich wolle keinen Sex mit ihr haben, aber sie würde mich sehr erregen. Und dann habe ich gefragt, ob ich sie einfach anschauen dürfe.«

»Anschauen?«

»Ja, anschauen. Machen Sie es mir nicht unnötig schwer.«

»Meinen Sie, Sie wollten ihren Penis sehen?«

»Ich wollte sie nackt sehen, ja.«

»Und was hat sie gemacht?«

»Sie hat sich ausgezogen, ganz langsam und sehr sinnlich. Sie hat ewig gebraucht, und ich …«

»Ja?«

»Ich wurde immer erregter. Bis sie irgendwann ganz nackt

war. Ich nehme an, Sie haben schon mal einen Transvestiten gesehen, zumindest auf einem Foto oder im Film.«

»...«

»Es ist ein komisches Gefühl. Aber ich fand es faszinierend. Es ist, als hätte man eine andere Art von menschlichem Wesen vor sich, schön wie eine Frau und vollständig wie ein Mann. Ich wollte sie nicht noch einmal anfassen, aber ich habe sie gebeten zu masturbieren. Das hat sie dann getan. Und ich auch.«

»Und wie haben Sie sich dabei gefühlt?«

»Deshalb schäme ich mich vielleicht am meisten – ich war in meinem ganzen Leben noch nie so erregt. Gabriel, ich schwöre Ihnen, sie war eine Frau.«

Da war er wieder, der alte Abwehrmechanismus: die Verneinung. Ich wies ihn darauf hin:

»Víctor, sie war keine Frau, das können Sie mir glauben.«

Er erwiderte nichts. Bis zum Ende der Sitzung sagte er kein Wort mehr.

Víctor verabredete sich seitdem immer wieder mit Lisa. Ihre Treffen liefen jedes Mal nahezu gleich ab: Sie kam zu ihm ins Büro, sie unterhielten sich, tranken etwas, und dann küssten sie sich, streichelten sich, bis Víctor schließlich zum Höhepunkt kam, indem er Lisa beim Masturbieren zusah.

Einmal fragte er sie, ob ihr Haar echt sei oder eine Perücke. Sie antwortete, indem sie seine Frage infrage stellte, woraufhin er sagte, er träume davon, sie einmal mit ihren natürlichen Haaren zu sehen.

»Und was hat Lisa darauf gesagt?«

Víctor schüttelte den Kopf. »Sie hat gesagt, vielleicht sei es Zeit, dass ich es einmal mit einem Mann ausprobiere.«

Das hatte ihn getroffen. Bis dahin war alles sozusagen bloß

ein Spiel gewesen, die Frage, ob sein Begehren nicht einfach homosexuell war, hatte er sich bis jetzt überhaupt nicht gestellt.

Zwei Wochen meldete er sich nicht mehr bei Lisa. Dann rief er sie wieder an. Sie unterhielten sich lange. Zwischen ihnen hatte sich ein sehr enges Verhältnis entwickelt, Víctor hatte noch nie jemandem so sehr vertraut. Lisa schlug vor, er solle zu ihr kommen, sie werde einen Freund mit dazu einladen. Víctor wäre jedoch zu nichts verpflichtet, er könne tun, was er wolle – wenn es ihm nicht gefalle, könne er einfach gehen. Víctor stimmte zu, und sie verabredeten sich für den Freitagabend. Zum zweiten Mal würde er also eine *ménage à trois* erleben. Diesmal sollte es jedoch völlig anders sein.

»Wie haben Sie sich gefühlt?«

»Ich war verwirrt. Alles war wie ein Traum.«

»Möchten Sie davon erzählen?«

»Ich kam also zu Lisa, und einige Zeit später traf dann auch Sebastián ein. Wir haben uns lange unterhalten, und die Stimmung wurde immer vertraulicher. Irgendwann fragte Lisa ganz ungezwungen, ob ich möchte, dass sie beide etwas machen. Ich hatte ein sehr zwiespältiges Gefühl – einerseits habe ich mich gefragt, was ich eigentlich hier mache, mit einem Transvestiten und einem Callboy, ich, ein erfolgreicher Architekt und Familienvater. Andererseits hatte ich unglaubliche Lust, den beiden zuzusehen. Das habe ich ihnen gesagt, und dann sind wir ins Schlafzimmer gegangen.« Pause. »Ersparen Sie mir die Einzelheiten, bitte.«

»Erzählen Sie, was Sie möchten.«

»Es war eine sehr heftige Erfahrung. Ich habe mich allerdings darauf beschränkt zuzusehen. Sebastián und Lisa haben sehr leidenschaftlich, aber auch sehr zärtlich miteinander geschlafen. Ich hatte gedacht, sie würden sich beschimpfen und äußerst roh vorgehen. Aber von wegen. Es wirkte alles sehr vertraut und intim. Ja, es war sogar sehr … schön.«

»Wie meinen Sie das?«

»Ihre Körper. Beide waren wunderschön. Und sie gaben sich nur der Lust hin, um mir Lust zu verschaffen.«

»Maggie und Mariela haben damals etwas Ähnliches gemacht. Trotzdem wirkte es ganz anders auf Sie. Was glauben Sie, warum war das so?«

»Ich weiß es nicht.«

»Víctor, damals haben Sie gesagt: ›Das hatte nichts mit mir zu tun.‹ Mit zwei Frauen haben Sie vielleicht tatsächlich dieses Gefühl, beziehungsweise das Gefühl, dass es da für Sie nichts zu sehen gibt, dass da etwas fehlt. Sebastián und Lisa dagegen hatten etwas vorzuzeigen, etwas, was Sie sehen wollten.«

Schweigen. »Ihre Penisse?«

»Sie haben gesagt, Lisa sei einfach vollkommen, sie sei ›schön wie eine Frau und vollständig wie ein Mann‹, wissen Sie noch?«

»Ja.«

»Vielleicht kommt eine Frau Ihnen unvollständig vor, als würde ihr etwas fehlen.«

»Na ja, ihr fehlt ja auch etwas.«

»Nein, Víctor. Einer Frau fehlt nichts, sie hat bloß etwas anderes. Wer eine Vagina hat, dem fehlt kein Penis, aber Ihnen kommt es möglicherweise so vor. Und für die Analyse kommt es nur darauf an, was Ihre Psyche als wirklich erlebt.«

»Und was heißt das dann?«, fragte er verängstigt. Als hätte er Angst vor der Antwort, die sich am Horizont abzeichnete, so sehr er sich auch dagegen sträubte.

In seiner Analyse begann eine sehr aufwühlende Zeit. Víctors Doppelleben spitzte sich immer mehr zu. Die dunkle Seite seines Daseins forderte immer stärker ihr Recht ein, bis er sich eines Tages dazu durchrang, eine aktivere Rolle zu übernehmen.

»Wie kam es dazu?«

»Ich habe den beiden zugesehen, so wie immer, aber ich habe immer größere Lust bekommen mitzumachen. Da bin ich irgendwann einfach aufgestanden und habe mich ihnen angeschlossen.«

»Und wen von beiden haben Sie penetriert?«

Langes, lastendes Schweigen.

»Lisa.« Er weinte.

»Möchten Sie mir sagen, warum Sie weinen?«

»Sie werden lachen.«

»Nein.«

»Die Erinnerung ist einfach sehr bewegend.«

Mit dieser Antwort hatte ich nicht gerechnet.

»Was ist daran so bewegend?«

»Die Lust, die ich empfunden habe, die Freiheit. Es war, als hätte ich mich bis dahin noch nie vollständig gespürt. Dieses Gefühl hat lange angehalten, und es war sehr intensiv. Als gäbe es eine ganz eigene Art der Verbindung zwischen uns. Das ging so weit, dass Sebastián uns irgendwann allein gelassen hat. Er ist einfach weggegangen. Und wir haben es nicht einmal gemerkt. Es war unglaublich.«

Auf einmal schien er Angst zu bekommen.

»Schrecklich, was ich da sage.«

»Aber es ist das, was Sie fühlen.«

Víctor war zutiefst aufgewühlt. Lisa hatte völlig neue, unbekannte Gefühle und Empfindungen in ihm hervorgerufen. So etwas hatte er nie erlebt, aber jetzt gab es kein Zurück mehr.

Víctors »helles« Leben verdüsterte sich immer mehr. Mit Virginia schlief er kaum noch, und wenn er es tat, empfand er einen heftigen Widerwillen. Auch aus diesem Grund war er immer seltener zu Hause, was wiederum Schuldgefühle seinen Kindern gegenüber in ihm hervorrief.

Um diesen Zustand zu beenden, versuchte er mehrfach, den Kontakt zu Lisa abzubrechen, aber mehr als ein paar Tage hielt er nicht durch, Kummer und Schmerz waren zu stark, weshalb er zuletzt jedes Mal wieder zu ihr ging. Auch Lisa blieb davon nicht unberührt – sie hatte sich offensichtlich in ihn verliebt. Und er? Was war mit ihm?

Es kam zu einer entscheidend wichtigen Sitzung, entscheidend für die Analyse und für Víctors Leben.

»Vielleicht haben Sie sich ja in Lisa verliebt. Glauben Sie nicht?«

»Das kann doch nicht sein. So was kann mir nicht passieren, ich will so was nicht für mich.«

»Víctor, die Dinge sind nicht immer so, wie man es gerne hätte.«

»Ja. Aber warum das?«

Schweigen.

»Wissen Sie, was ich glaube? Es liegt an Ihnen. An Ihnen und der Scheißanalyse.«

»Sie glauben, ich bin verantwortlich für Ihre Wünsche?«

»Nein, aber früher konnte ich anders damit umgehen.«

»Stimmt. Und deswegen sind Sie auch zu mir gekommen. Weil Sie lernen wollten, anders mit Ihren Trieben umzugehen. Oder nicht?«

»Ja, aber ich hätte nie gedacht, dass die Sache so enden könnte.«

»Und wer sagt, dass das Ende ist? Vielleicht ist es der Anfang von etwas anderem.«

»Ja, von etwas Schmutzigem, mit ständig neuen Partnern.«

»Warum sagen Sie das? Sie haben erzählt, dass Sie und Lisa sich schon seit einer ganzen Weile nur noch allein treffen und dass sie sich nicht nur leidenschaftlich, sondern auch sehr zärtlich lieben.«

»Gabriel, merken Sie eigentlich, was Sie da gerade sagen?«

»Ja. Und Sie?«

»Natürlich. Deshalb bin ich ja so verzweifelt. Und Sie fragen auch noch, ob ich in Lisa verliebt bin! Und wenn ja, was dann? Ich könnte sowieso nichts machen.«

»Warum nicht?«

»Weil es eine Katastrophe wäre. Oder ist Ihnen nicht klar, dass für mich in keinem Fall etwas Gutes dabei herauskommen kann?«

»Uns geht es hier darum, Ihre Wahrheit herauszufinden, Víctor, so haben wir es am Anfang verabredet. Unser wichtigstes Ziel ist nicht, dass Sie sich entspannt zurücklehnen können.«

»Können Sie nicht einfach mal den Mund halten?«

»Würde das an Ihrer Wahrheit etwas ändern?«

Schweigen.

»Gabriel, ich bin total verzweifelt.«

Das war mir klar. Ich konnte ihn gut verstehen. Manche Wahrheiten werfen unser ganzes Leben durcheinander. Víctor hatte es gerade mit einer solchen Wahrheit zu tun. Niemand konnte an seiner Stelle entscheiden. Aber der Schleier hatte angefangen, sich zu lüften, und es gab kein Zurück mehr.

In mehreren Sitzungen beschäftigten wir uns nun mit verschiedenen Formulierungen, die Víctor im Lauf der Analyse geäußert hatte.

»Ich würde gerne ein paar Dinge noch einmal genauer in den Blick nehmen. Vielleicht können wir, nach dem, was inzwischen passiert ist, neu darüber nachdenken. Was meinen Sie?«

»Einverstanden.«

Manches von dem, was meine Patienten bei der Behandlung sagen, zieht in besonderer Weise meine Aufmerksamkeit auf sich. Den genauen Grund dafür kenne ich vielfach nicht. Normalerweise notiere ich es mir anschließend, und später offenbart es dann oftmals eine ganz neue Bedeutung. Ich nahm mir also alles, was ich mir bis dahin zu Víctor notiert hatte, noch einmal vor und wählte einiges davon aus, zum Beispiel eine Äußerung aus unserer ersten Sitzung:

»Ich kann nicht nur eine Frau begehren.«

Bei unserer gemeinsamen Analyse dieser Formulierung änderte Víctor sie schließlich in der folgenden Weise ab: Noch nie, in seinem ganzen Leben nicht, hatte er auch nur eine einzige Frau *wirklich* begehren können. Aus irgendeinem Grund war ihm das unmöglich. Woran mochte das liegen? Es ging nicht um etwas, was Frauen hatten, sondern um etwas, was sie nicht hatten. Dass sie keinen Penis besaßen, schüchterte ihn gewissermaßen ein. Deshalb hatte ihn der Anblick der beiden Frauen beim Sex so verunsichert.

Die Untersuchung weiterer Äußerungen Víctors bestätigte diese Erkenntnis:

»Schon als kleiner Junge habe ich gemerkt, dass die Frauen mich ansehen.«

Was sich seinerzeit wie eine Bestätigung von Víctors männlicher Selbstgewissheit angehört hatte – die Überzeugung, schon immer begehrt worden zu sein –, erwies sich nun im Gegenteil als Hinweis darauf, dass er die Blicke der Frauen als bedrohlich empfunden hatte. Als hätten sie ihm etwas weg- nehmen wollen.

»Sie wissen ja – das ist mein Karma. Ich habe den Frauen schon immer gefallen.«

Das Wort Karma wiederum hatte auf einmal den Beiklang von Strafe: Víctor empfand es als Bestrafung, von den Frauen begehrt zu werden, während sein Begehren sich in Wirklich- keit gar nicht auf sie richtete.

»Das, was ich meiner Familie antue.«

Auf einmal war auch klar, was er hiermit eigentlich hatte sagen wollen: Es ging nicht um seine Untreue, sondern um die Angst davor, was es für seine Kinder, seine Frau, seine Ge- schwister und alle anderen Menschen, die er liebte, bedeuten könnte, dass er homosexuell war. Er fürchtete, von ihnen nicht mehr angenommen zu werden. Aber nicht nur das. Er hatte Angst, nicht nur seine Familie, sondern auch seine Freunde, seinen Ruf, seine Arbeit zu verlieren – alles, was er sich im Le- ben aufgebaut hate.

»Man kann doch nicht mit fünfzig Jahren daherkommen und den anderen beichten, dass man auf einmal schwul ge- worden ist?«

»Víctor, das ist gleich doppelt falsch gesagt. Erstens: Beich- ten tut man Verbrechen oder Sünden. Und Sie haben weder ein Verbrechen noch eine Sünde begangen. Zweitens: Nie- mand wird ›auf einmal schwul‹. Manchmal entdeckt man Dinge, die lange unterdrückt und vergraben waren. Aber bei niemandem bildet sich erst mit fünfzig Jahren seine sexuelle Identität heraus, das können Sie mir glauben.«

Hieran zu arbeiten führte jedoch zu einer Wahrheit, die Víctor nicht akzeptieren wollte.

»Gabriel, können Sie mir helfen, heterosexuell zu werden?«

»Víctor, ich kann Ihnen nicht helfen, jemand zu werden, der Sie nicht sind. Wenn Sie möchten, können wir aber versuchen, weiter daran zu arbeiten, dass Sie in Würde das leben können, was Sie tatsächlich sind.«

Víctor arbeitete von da an intensiv an sich selbst, mutig und so weh es auch tat. Ihm wurde klar, dass er eigentlich nur deshalb ständig Frauen verführte, um sich dagegen zu wehren, dass er sich von Männern angezogen fühlte. Auch dass der Grund für seine Schuldgefühle sein homosexuelles Begehren war, begriff er nun, und er bemühte sich mit aller Kraft, diesen Konflikt in den Griff zu bekommen.

Er trennte sich von seiner Frau, erwies sich dabei aber als vorbildlicher Vater: Er sah seine Kinder fast täglich und hatte sie außerdem jedes zweite Wochenende bei sich. Beruflich war er weiterhin sehr erfolgreich. Das Gefühl, ein eigenes Heim zu besitzen, so wie früher, vermisste er, und auch mehrere Freunde, die sich nach all den Veränderungen zurückgezogen hatten.

Und er gelangte zu einer Einsicht, die ihn sehr bewegte, aber auch große Ängste in ihm hervorrief: Er war in Lisa verliebt. Und sie in ihn. Sie waren inzwischen ein Paar geworden, lebten allerdings nicht zusammen. Lisa hatte ihre Internetseite geschlossen und arbeitete nicht mehr als Prostituierte.

Víctor hatte immer noch Angst und stellte sich viele Fragen: Konnte man auf diese Weise glücklich sein? Konnte man wirklich ein Zuhause besitzen, wenn man so anders war als die anderen? Würde er seinen Kindern irgendwann die Wahrheit sagen können?

Seit er mit Lisa zusammen war, war er jedenfalls nie wieder untreu und sah sich auch keine Pornofilme mehr an.

In bestimmten Situationen muss man wohl wirklich an die Psychoanalyse glauben, um bestimmte Prinzipien nicht aufzugeben. Es ist sehr schwer mitzuerleben, wie es einen Patienten innerlich geradezu zerreißt, wie er leidet, weil er das Gefühl hat, dass die gesamte Konstruktion seines bisherigen Lebens in sich zusammenstürzt, und ihn trotzdem nicht zurückzuhalten. Manche Kollegen sind dafür, einem Patienten in solch einem Fall lieber zu helfen, den Status quo aufrechtzuerhalten. Sie stellen uns die Frage, ob man dem Patienten nicht Leid ersparen sollte, indem man ihn dabei unterstützt, trotz seines andersgerichteten Begehrens sein bisheriges Leben fortzuführen. Vielleicht haben sie recht. Aber das ist eine Frage der Berufsauffassung eines jeden Einzelnen.

Was mich betrifft, bleibt für mich der Grundsatz entscheidend, dass das vorrangige Ziel der Psychoanalyse nicht das allgemeine Wohlbefinden, sondern die Wahrheit des Patienten ist, so sehr es im analytischen Prozess auch auf und ab gehen mag. Meine Verpflichtung sehe ich darin, dem Patienten zu helfen, seinem Begehren nicht auszuweichen, sondern es anzunehmen. Ihm in die Augen zu sehen. Trotz aller Ängste. Wie er anschließend damit umgeht, bleibt seiner freien Entscheidung überlassen.

Trotzdem stelle auch ich mir diese Frage zugegebenermaßen immer wieder und komme doch jedes Mal zur gleichen Antwort: Die Wahrheit ist allem anderen vorzuziehen. Selbst wenn manchmal ein hoher Preis dafür zu bezahlen ist. Deshalb arbeite ich bis heute als Psychoanalytiker.

Nachwort

In der Psychoanalyse ist ein Patient keine Person. Ein Patient ist auch kein Individuum. Ein Patient ist ein Subjekt.

Bei den Griechen, deren künstlerische und kulturelle Leistungen zum Schönsten und Wichtigsten gehören, was das Abendland hervorgebracht hat, genoss das Theater höchste Wertschätzung. Die Tragödien und Komödien aus dieser Zeit sind berühmt, und Namen wie Sophokles oder Aristophanes zu Recht in aller Munde. Wir wissen heute, dass das Theater in der Antike ganz anders aussah als heute: Damals fanden die Aufführungen unter freiem Himmel statt, auf großen Freiflächen, auf denen zahllose Zuschauer zusammenkamen. Die Schauspieler trugen Masken, die ihre Stimmen verstärkten und verzerrten, und außerdem ihre Identität verschleierten. Diese Masken oder Gesichtsbedeckungen bezeichnete man später, bei den Römern, mit dem lateinischen Wort »persona«, das sich seinerseits vermutlich von dem Verb »personare«, also »(durch die Maske) hindurch tönen«, ableitet.

Anders gesagt: Das Wort Person bezeichnet ursprünglich jemanden, der etwas verbirgt, der nicht ist, was er zu sein scheint, es verweist auf Schauspiel und Verstellung. Ein Patient ist jemand, der eine Praxis aufsucht, weil er sämtliche Masken ablegen und selbst seine tiefsten Verletzungen offenlegen möchte. Daran arbeitet er. Großmütig bereit, einen hohen Preis zu zahlen, macht er sich auf einen Weg, der sehr schmerzlich beginnt und letztlich das Ziel hat, die Wahrheit zu enthüllen.

Der Analytiker verpflichtet sich, ihn auf diesem Weg zu begleiten, denn er liebt nichts so sehr wie die Wahrheit. Aber nicht die universelle, allgemeingültige Wahrheit – man sollte den Analytiker keinesfalls mit dem Philosophen, Soziologen oder Mystiker gleichsetzen. Ein Analytiker beabsichtigt nicht, uns Gott oder den Menschen an und für sich zu erklären, sondern einzig und allein den einen besonderen Menschen, der ihn um Hilfe gebeten hat. Seine Wahrheit ist einzigartig, und ihr Ursprung liegt in der individuellen Geschichte des Patienten, er trägt sie mit sich, auch wenn er sich weigert, sie anzuerkennen.

Auch das Wort Individuum kommt aus dem Lateinischen, und es bedeutet »unteilbar«. Was nun erst recht nicht auf den gewöhnlichen Patienten zutrifft. Im Gegenteil, dieser ist in sich gespalten, sein Leiden lässt ihn gleichzeitig Liebe und Hass empfinden, er will etwas, und er will es gerade nicht, er hat ein Ziel vor Augen, sieht sich jedoch außerstande, es zu erreichen, er hat vor etwas Angst und sehnt sich zugleich danach. Ein Individuum ist jemand ohne Widersprüche, ohne Zweideutigkeiten, ohne Schuld. Und das sind die Patienten, die meine Praxis aufsuchen, gerade nicht. Im Gegenteil, ängstlich und verwirrt wie sie sind, tun sie Dinge, die sie überhaupt nicht tun möchten, und weisen bestimmte Symptome auf, unter denen sie leiden, auch wenn sie sich dieser Symptome scheinbar gar nicht bewusst sind. Was zum Teil durchaus stimmt: Denn zu Beginn einer Analyse weiß ein Patient normalerweise nicht, dass er etwas weiß. Wie kann das sein?

Um diese Frage zu beantworten, muss man akzeptieren,

dass es ein Wissen gibt, von dem man nichts weiß, ein Wissen, das dem Bewusstsein nicht zugänglich ist – ein unbewusstes Wissen. Was für mich jedoch bei der Entscheidung, ob ich jemanden behandeln soll oder nicht, den Ausschlag gibt, ist gerade die Tatsache, dass das betreffende Subjekt das Gefühl, die Ahnung, den Verdacht hat, dass das, was ihm so seltsam und unverständlich vorkommt, sehr wohl etwas mit ihm zu tun hat.

Die Tatsache, dass ein Mensch einen Körper bewohnt, kann zu der irrigen Auffassung verleiten, dieser Mensch sei eben deshalb auch ein Individuum. Dass das Subjekt als Grundlage seiner Entwicklung einen Körper benötigt, ist unbestritten – das menschliche Ich ist vor allem ein körperliches Ich, wie Freud sagt. Ohne Körper gibt es kein Subjekt. Aber die bloße Existenz eines Körpers bewirkt nicht automatisch, dass auch ein Subjekt vorhanden ist. Dafür muss der Körper die Blicke und Berührungen der anderen erfahren.

Die Zärtlichkeiten der Eltern, die Bestätigung bestimmter Eigenschaften und die Wörter der anderen durchqueren den Körper des kleinen Kindes und bauen mit an dem, was nach und nach zu dessen Persönlichkeit wird. All dies legt Dinge in seinem Körper fest, die nichts mit der Biologie, dafür aber mit den Wörtern zu tun haben. Was sich beispielsweise an manchen Erscheinungsformen der Hysterie zeigt, bei denen es ohne erkennbare organische Ursache zu Beeinträchtigungen von Körperfunktionen kommt. Oder im Fall von Essstörungen wie der Anorexie, bei denen ein fast zu Tode abgemagerter Mensch sich für übergewichtig hält: Offensichtlich reicht der subjektive Körper über den biologischen Körper hinaus.

Anders gesagt, der den verschiedensten Diskursen unterworfene Körper macht sich von der Biologie unabhängig und

geht dafür eine unauflösliche Verbindung mit dem Symboli-
schen ein. Weshalb alles emotionale Leid Spuren im Körper
hinterlässt, wie umgekehrt jede Handlung, die auf den Körper
ausgeübt wird, die Art bestimmt, wie das Subjekt begehrt, ge-
nießt oder leidet – zum Guten wie zum Schlechten.

Ein Patient ist kein freies Wesen. Im Gegenteil: Er ist, wie
die wiederum ursprünglich lateinische Bedeutung des Wor-
tes Subjekt besagt, ein »Unterworfener«. Ein Mensch, der seiner Geschichte, seinem Unbewussten, den Wünschen anderer, der Sprache, den Wörtern unterworfen ist. Im Unterschied
zur Person und zum Individuum existiert das Subjekt schon
vor seiner Entstehung, seit dem Augenblick, in dem seine Eltern es herbeisehnen und ihre Ideale auf das künftige Kind
projizieren. Während der Schwangerschaft bildet sich so eine
ganz auf die Ankunft des kleinen Kindes gerichtete Wirklichkeit. Und wenn es schließlich geboren wird , warten bereits eine
Welt und ein Name auf es, um es zu empfangen.

Wenn das Neugeborene, das im Bauch der Mutter niemals
Hunger oder Durst verspürt hat, diese Empfindungen zum
ersten Mal erlebt und erkennt, dass es ihnen selbst keine Be-
friedigung verschaffen kann, fängt es an zu weinen – eine andere Möglichkeit, sein Bedürfnis auszudrücken, hat es nicht.
Und da kommt zum ersten Mal »der andere« ins Spiel (der
für uns Analytiker eine so wichtige Rolle spielt), für gewöhnlich verkörpert durch die Mutter oder den Vater, und verleiht
dem Weinen des Kindes einen Sinn: »Ah«, sagt beispielweise
die Mutter, »er (oder sie) hat Hunger«, woraufhin sie das Kind
in den Arm nimmt, ihm die Brust gibt und seinen Hunger
stillt. Von da an ist dem Kind etwas für sein Dasein Grundle-
gendes klar: Alles, was es möchte, muss es von anderen erbit-

ten. Die Wörter sorgen dabei nicht nur für Verständigung, sie binden es auch an die anderen.

Zu alldem und noch vielem mehr muss sich jemand verhalten, der noch nicht einmal auf den eigenen Beinen stehen, geschweige denn sich selbst ernähren kann. Kein Wunder, dass vielen das Leben deshalb so schwerfällt, und dass sie mit der Zeit eine immer größere Last auf ihrem Rücken mit sich schleppen.

Mit diesem Rucksack zurechtzukommen ist gar nicht so einfach, manche bezahlen dafür mit ihrer Gesundheit. So treten irgendwann die ersten Krankheitssymptome auf, die vor allem eine falsche und ungesunde Form darstellen, den inneren oder äußeren Forderungen zu entsprechen, die an das Subjekt gerichtet werden. Außerstande, eine angemessene Antwort zu geben, findet das Subjekt in der Krankheit eine – höchst kostspielige – Form der Konfliktlösung.

Immer wieder höre ich, sprechen tue gut, das Wort sei heilsam. Eine Behauptung, die viele zu der irrigen Annahme verleitet, ein Gespräch mit einem Freund, dem Vater oder auch, warum nicht, mit sich selbst könne eine Behandlung ersetzen und sei allein wirksam genug, um eine Heilung zu erreichen. Aber so ist es nicht. Für eine wirksame Heilung braucht es jemanden, der imstande ist, das, was ein Subjekt sagt, auf andere Weise zu hören. Jemanden, der mit dem, was es sagt, »umzugehen« versteht, jemanden, von dem es verlässlich erwarten kann, dass er imstande ist zu hören, was weder das Subjekt selbst noch die anderen hören können. Und dieser Jemand ist der Analytiker.

In diesem Buch begegnen und wiederholen sich bestimmte Worte immer wieder: Schweigen, Angst, Weinen, Begehren,

Furcht. Wer mit dem, was sich im Verlauf einer Analyse ereignet, aufrichtig umgehen will, kommt um Begriffe nicht herum. Eine Analyse ist ein Prozess, der in Gang gesetzt wird, indem wir – der Patient und der Analytiker – uns darauf einigen, mit der Behandlung zu beginnen. Bei allem, was daraufhin geschieht, spielt eine Sache eine grundlegende Rolle: die Sprache. Aber nicht irgendeine Sprache. Hier geht es um eine Sprache, die entschlüsselt werden will.

Es war einmal ein kleiner Junge, der stand an der Hand seines Vaters vor einer Ansammlung seltsamer unverständlicher Zeichen, die er fasziniert betrachtete, bis er irgendwann sagte: Wenn ich groß bin, werde ich sie entschlüsseln. Der Vater lachte. Jahre später löste der Junge sein Versprechen jedoch ein. Bei den Zeichen handelte es sich um die Hieroglyphen auf dem Rosettastein, und der kleine Junge hieß Jean-François Champollion.

Mit derselben Begeisterung stürzen wir Analytiker uns auf die Worte unserer Patienten. Und sind dabei ebenso überzeugt, die Schilderungen ihrer Vergangenheit und ihrer Träume entschlüsseln zu können.

Sich begegnende, einander überlagernde Worte also.

Genau diesen Eindruck habe ich bei jedem analytischen Prozess: Dass sich im Kopf des Patienten alle möglichen Worte überkreuzen, die seiner Vergangenheit entstammen. »Aus dir wird nie etwas.« – »Dieses Unternehmen gehört irgendwann dir.« – »Du bist einfach der geborene Pechvogel.« – »Homosexualität ist eine Krankheit.« – »Lass dir bloß nicht einfallen, dein Studium abzubrechen.«

Worte, die aufeinandertreffen, sich übereinander legen, woraufhin es zum berühmten »Lapsus linguae« kommt, zum »Freud'schen Versprecher«: »Ich bin einfach unerträglich«, sagte einmal einer meiner Patienten, obwohl er eigentlich hatte sagen wollen: »Ich ertrage die anderen nicht.« Die beiden Formulierungen überkreuzten sich, was bewirkte, dass wir es unerwartet mit einer Äußerung zu tun bekamen, die uns bis dahin verschlossene Türen öffnete. Worte, die sich überkreuzen und zwischen dem Patienten und dem Analytiker hin und her gehen und dabei bald die Form einer Frage, bald eines Hinweises, bald einer Interpretation annehmen. Oder auch – warum nicht? – Worte, die sich während der Behandlung in meinem eigenen Kopf kreuzen, überschneiden und mich zum Zweifeln oder Nachdenken bringen.

Vielleicht kann man man den analytischen Prozess tatsächlich als Wort-Wechsel bezeichnen, als einen Vorgang, bei dem Worte sich kreuzen und überschneiden. Ein Vorgang, der – vom Schmerz des Patienten ausgehend, und wenn der Wunsch nach Veränderung stark genug ist und die nötige Klarheit und ausreichender Mut hinzukommen – eine Wahrheit offenbaren kann, die imstande ist, das Leben eines Subjekts für immer zu verändern.

Gabriel Rolón

Auf der Couch

Wahre Geschichten aus der Psychotherapie

256 Seiten, btb 75389
Aus dem Spanischen von Peter Kultzen

Ich begleite die Menschen auf einem gefährlichen Weg
mit ungewissem Ausgang.
Zu den verborgensten Stellen ihrer Seele.

Liebe und Leidenschaft, Eifersucht, Trauer und Schuld. Leben
und Tod. Die Psychoanalyse ist ein gefährlicher Weg mit
ungewissem Ausgang. Man dringt zu Dingen vor, die tief
verborgen im Inneren der Seele liegen – und letztlich weiß man
nie, was man dort finden wird.
Davon erzählt Gabriel Rolón in seinen acht Geschichten aus
der Psychotherapie. Unorthodox, weise und immer als Freund
seiner Patienten zeigt der argentinische Psychoanalytiker, dass
die Psychoanalyse eines der größten Abenteuer ist, die das
Leben zu bieten hat – wenn man sich nur darauf einlässt …

»In einer therapeutischen Praxis begegnet man acht Menschen,
die sich ihren tiefsten Ängsten und Sehnsüchten öffnen.
Der Psychoanalytiker Gabriel Rolón hat ihre Schmerzen und
Kämpfe literarisch machtvoll in Szene gesetzt.«
Deutschlandradio Kultur

btb